LEISTUNGS ERNÄHRUNG

für Kraftsportler

Strategien für Muskel- aufbau, Fettabbau und optimale Regeneration

Christian von Loeffelholz

novagenics

Wichtiger Hinweis

Alle in diesem Buch veröffentlichten Ratschläge wurden von Verfasser(n) und Verlag sorgfältig geprüft. Eine Garantie kann dennoch nicht übernommen werden. Ebenso ist eine Haftung des/der Verfasser(s) bzw. des Verlages und seiner Beauftragten für Personen-, Sach- und Vermögensschäden ausgeschlossen.

Die Erkenntnisse der Sportwissenschaft und Medizin unterliegen einem laufenden Wandel durch Forschung und Erfahrung. Alle in diesem Buch getroffenen trainingsmethodischen Empfehlungen wurden vom Autor, bzw. den Autoren mit großer Sorgfalt erarbeitet und geprüft. Das entbindet den Leser dieses Werkes jedoch nicht von der Verpflichtung, präventive und therapeutische Entscheidungen in eigener Verantwortung zu treffen.

ISBN 10: 3-929002-33-7
ISBN 13: 978-3-929002-33-1

Christian von Loeffelholz
Leistungsernährung für Kraftsportler – Strategien für Muskelaufbau, Fettabbau und optimale Regeneration
3. Auflage Novagenics Verlag 2007
(www.novagenics.com)

Mein besonderer Dank gilt

... meinen Eltern, die meine Interessen seit Jahren in jeder Hinsicht unterstützen und mir darüber hinaus Zugang zu wissenschaftlichen Informationen ermöglichen.

... Johanna Gebhardt (M.A., Fitnessathletin & BSA-Trainerin), Mario Adelt (Bodybuilder & Physiotherapeut), Michael Bayer (ehem. Leistungssportler im Kampfsportbereich), Jürgen Müller (Fitnessathlet), Jutta Becker (Fitnessathletin), Julia Emmler (Sporttherapeutin & Leistungsathletin im Ausdauerbereich), Ralf Schmidt (Bodybuilder und lizensierter Trainer im Studio „Das Mammut" in Jena) und Michael Dinkel (ehem. Wettkampfbodybuilder) für viele wertvolle Anregungen und die offene Kritik.

... Herrn Prof. Dr. habil. G. Jahreis (Ernährungsphysiologie, FSU Jena) für den wertvollen wissenschaftlichen Informationsfluss, ohne den zahlreiche Beiträge nicht hätten eingebracht werden können.

... Max Zimmer, Ralph Friedrich, sowie Jens und Stefan Silkenbäumer für die Unterstützung bei diversen technischen Fragen. .

... meinem Trainer Werner Sadlauskas, der in mir schon sehr früh Interesse für das Thema Ernährung weckte.

Christian von Loeffelholz, Dipl. Troph.

INHALT

Verzeichnis der Abbildungen und Tabellen

Vorwort

Das vorliegende Buch richtet sich hauptsächlich an leistungsorientiert trainierende Freizeitsportler und Naturalathleten, die von Anregungen in den Bereichen Erholung und Ernährung profitieren möchten. In erster Linie werden dabei Personen angesprochen, die regelmäßig ein Hanteltraining betreiben (Fitnessathleten, Kraftsportler und Bodybuilder) und nach Möglichkeiten suchen, die eigene Leistung systematisch und auf natürliche Weise zu erhöhen. Der Vollständigkeit halber sind zusätzlich wesentliche Wettkampfaspekte berücksichtigt. Soweit nicht anders gekennzeichnet, gelten die vermittelten Informationen sowohl für männliche, als auch für weibliche Athleten.

Auch interessierte Vertreter aus nicht kraftbetonten Sportarten werden in der vorliegenden Lektüre zahlreiche Fakten finden, die auf alle Belastungsformen anwendbar sind. Außerdem sind auch für abnehmwillige Personen eine Reihe grundlegender und kritischer Themen zur Diskussion herangezogen worden.

Die vorliegende Darstellung hebt sich insofern ab, als dass kein spezielles System oder „Die Diät" als das ausschließlich funktionierende Mittel in den Vordergrund gerückt, sondern vielmehr eine kritische Abwägung der Vor- und Nachteile von im Bodybuilding- und Fitnessbereich gängigen Ernährungsmethoden angestrebt wurde.

Sowohl Insiderwissen, als auch wissenschaftlich fundierte Kenntnisse wurden einbezogen; wo es der Autor für angebracht hielt, wurden die jeweiligen Literaturstellen mit angegeben. Dies bezieht sich hauptsächlich auf die Fachliteratur. Zum besseren Verständnis sind zahlreiche, wissenschaftlich komplexe Vorgänge in eine vereinfachte Form gebracht. Das vorgebildete Leserkollektiv möge diesen Umstand verzeihen. Da in der Wissenschaft (wie auch in der Praxis) ständig neue Erkenntnisse gewonnen werden, konnte selbstverständlich nur der momentane Stand der Dinge zur Beurteilung verschiedener Aspekte herangezogen werden. Entsprechend soll kein Anspruch auf Vollständigkeit erhoben werden.

Bewusst wurde der Dialog mit dem Leser gesucht und auf eine problemorientierte Besprechung Wert gelegt. Dass einige Gesichtspunkte aufgrund dieser Tatsache wiederholt aufgegriffen werden mussten, war unvermeidlich. Dies auch, da bei der Konzeption des Buches unterstellt wurde, dass nicht jeder Leser die Lektüre ohne Unterbrechung von vorn bis hinten durchliest.

Schlussendlich soll der Leser eine gesunde Skepsis gegenüber dem dogmatischen Glauben an häufig gepredigte Gesetze des Trainings und der Diät vermittelt bekommen und zum Experimentieren angeregt werden. Jeder Mensch ist anders und spricht daher individuell auf verschiedene Trainings- und Ernährungsprogramme an.

Letztlich besteht die Herausforderung ja gerade darin, dass unser Organismus ein System ist, das sich an jede Veränderung zu adaptieren versucht. Möglichst konstanter Fortschritt muss also durch das Herausfinden der „richtigen" Trainings- und Ernährungsreize gekennzeichnet sein, die dann die gewünschten Veränderungen hervorbringen. Etwas überspitzt formuliert könnte man vielleicht sagen, dass das Streben des Sportlers nach Fortschritt ein nie endendes Experiment ist. Dafür findet der Leser hier zahlreiche Anregungen.

Christian von Loeffelholz, Dipl. Troph.

KAPITEL 1

OPTIMALE REGENERATION

1.1 Leistungsbeeinflussende Faktoren

Bevor man sich mit speziellen Angelegenheiten des Trainings (egal ob im Kraft- oder Ausdauerbereich) beschäftigt, sollte man sich zunächst mit einigen Grundlagen vertraut machen. Auf das Bodybuilding übertragen bedeutet das: Welche Einflussfaktoren muss ein Athlet im Auge behalten, damit möglichst kontinuierliche Anpassungen an das Training in Form von Masse- und Kraftzuwächsen, bzw. Fettverlusten stattfinden?

Eberhard Schneider hat diese Faktoren bereits Ende der 80er Jahre in seinem Buch „Krafttraining für Karate und Kung Fu" sehr anschaulich dargestellt [1]. In Abbildung 1 findet der Leser diese Darstellung in erweiterter Form.

Im Mittelpunkt aller Bemühungen steht natürlich die Leistung. Diese kann je nach Sportart sehr unterschiedlich definiert werden, im Bodybuilding kommt es aber unbestritten auf Muskelmasse, Kraft und einen niedrigen Körperfettanteil an. Prinzipiell ist in keiner Sportart ohne regelmäßiges Training an eine Steigerung der Leistungsfähigkeit zu denken. Wer aber regelmäßig trainiert, muss sich auch angemessen erholen, da sonst Übertraining droht. Sowohl die Regeneration, als auch die Leistung während des Trainings werden ihrerseits durch das richtige Ernährungsverhalten geprägt. Und last but not least muss selbstverständlich die Einstellung stimmen, die in alle drei Bereiche hineinspielt. Ohne die nötige Disziplin geht im Sport nämlich bekanntermaßen gar nichts! Gemäß dem Motto „No brain, no gain" sind im Bereich der Einstellung neben Disziplin und Motivation auch die Intelligenz und Kreativität des Einzelnen zu suchen. Sie kommen nämlich bei der Fehlererkennung, Problembehebung und Strategieplanung zum Tragen und helfen so ebenfalls, die Leistung in die Höhe zu treiben.

Soweit der beeinflussbare Teil. Auf der anderen Seite stellt die Veranlagung des einzelnen Sportlers eine obere Grenze dar, die es mit Hilfe dieser lenkbaren Faktoren zu erreichen gilt, die aber gleichzeitig nicht überschritten werden kann (zumindest nicht ohne umfassendes Doping und selbst damit nur teilweise, sonst gäbe es wahrscheinlich viel mehr Profis).

Der Begriff „Genetik" bezieht sich im Bodybuilding auf sehr viele unterschiedliche Faktoren: Knochenbau, Muskelfaserzusammensetzung, Nährstoffausnutzung, Eigenhormonproduktion, Anzahl der Fettzellen, um nur einige zu nennen. Heutzutage spielt im Leistungssport scheinbar sogar die teilweise ererbte Fähigkeit, Medikamente besonders effektiv zu verstoffwechseln und auszuscheiden, eine Rolle [2].

Während früher die Leistungsdichte im Sport noch nicht so hoch war und somit teilweise auch nicht „perfekt" veranlagte Athleten brillieren konnten, sieht die Sache heute anders aus. Um beim Bodybuilding zu bleiben: Vergleicht man den ersten Mr. Olympia [3] von 1965-1966, Larry Scott, mit den Ausmaßen eines Ronnie Coleman aus dem Jahre 2001, scheint dies mehr als offensichtlich. Abgesehen von der Tatsache, dass heute bei weitem mehr Pharmaka eingesetzt werden [4], haben alle Wettkämpfer eine sehr gute Genetik mit nur geringen Schwächen. Das beste Beispiel dafür ist der vielgerühmte amerikanische Profibodybuilder Flex Wheeler: Das Institut für Genetik der Universität Pittsburgh entdeckte, dass Wheelers Myostatin-Gen blockiert ist [5]. Das bedeutet, die „natürliche Muskelwachstumsbremse", die jeder Mensch besitzt, funktioniert bei ihm nicht. Die Folge: Es gibt zumindest keine genetische Grenze für sein Muskelvolumen. Auf der anderen Seite

Abb. 1 Leistungsbeinflussende Faktoren, welche der Athlet in ein ausgewogenes Verhältnis bringen muss (modifiziert nach [1])

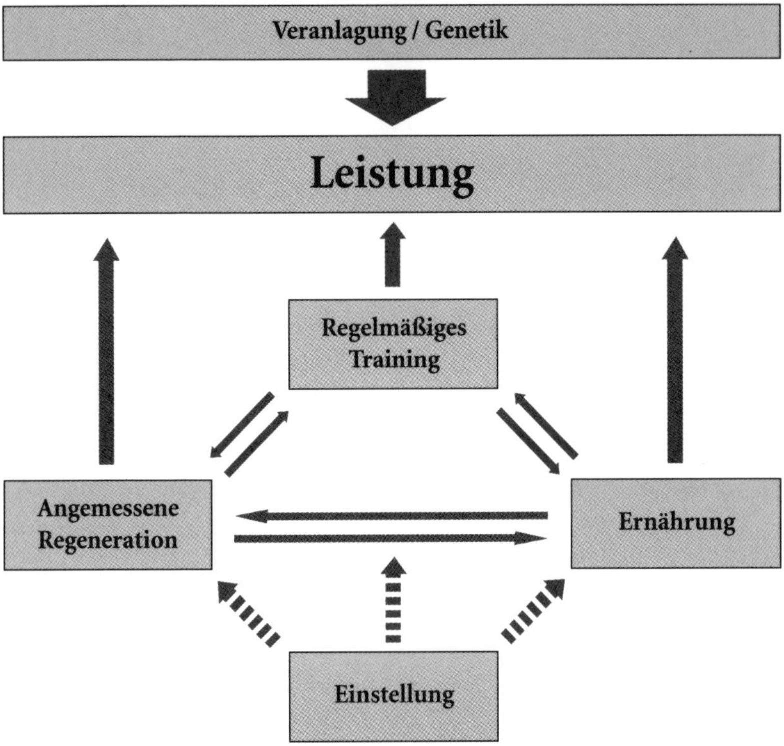

Veranlagung / Genetik

Leistung

Regelmäßiges Training

Angemessene Regeneration

Ernährung

Einstellung

ist er aber auch das perfekte Beispiel dafür, dass nur mit einer guten Veranlagung eben auch nicht alle Grenzen zu überwinden sind, schließlich blieb sein Mr. Olympia-Sieg bisher aus und in letzter Zeit wurden sogar Gerüchte um seinen Rücktritt aufgrund von gesundheitlichen Problemen laut.

Folgendes liegt klar auf der Hand: Auch wenn jemand eine noch so gute Genetik mitbringt, wird er ohne hartes Training, gezielte Ernährung und angemessene Erholung niemals seine Grenzen ausloten können. Eine unbedingte Voraussetzung dafür ist die richtige innere Haltung. Ein klarer Vorteil also für Athleten mit weniger guten Anlagen, aber einer perfekten Einstellung! Von zwei hypothetischen Personen, die sich äußerlich gleichen und beide ein gleich hohes Engagement mitbringen, wird jedoch immer diejenige mit der geeigneteren Genetik vorn liegen. Trotzdem sollte die Veranlagung niemals als Barriere gesehen werden, sondern eher als Chance, denn ändern kann man sie sowieso nicht. Außerdem wird niemand erfahren wo das eigene Limit wirklich liegt, wenn es nicht erforscht wird und das kann gerade im Bodybuilding sehr lange dauern.

Im Folgenden soll der einzelne Sportler Anregungen erhalten, wie er die beeinflussbaren Faktoren so aufeinander abstimmen kann, dass sich optimale Fortschritte einstellen. Letztlich sind Training, Ernährung und Erholung für unseren Körper nichts anderes als Reize aus seiner Umwelt, die er in Informationen übersetzt und sie mittels komplexer Botensysteme an seine Zellverbände weitergibt, die sich dann anzupassen versuchen. Erzielt ein Sportler unzureichende Fortschritte, gibt er seinem Organismus lediglich die „falschen Befehle". Er muss an seiner Trainingsplanung, seiner Regenerationszeit und/oder seinem Essverhalten etwas ändern, sprich den richtigen Datenfluss schaffen. Obwohl wir alle im Großen und Ganzen ziemlich ähnlich funktionieren, spricht trotzdem jeder etwas anders auf bestimmte Trainings-, Erholungs- und Ernährungsreize an. Es gibt also kein Blankorezept zum Erfolg. Außerdem gewöhnt sich der Organismus nach einer gewissen Zeit an jedes Schema.

Um möglichst konstante Fortschritte zu erzielen muss also einerseits herausgefunden werden, auf welche Programme man am besten anspricht, andererseits muss immer dann etwas geändert werden, wenn keine weiteren Anpassungen mehr stattfinden.

Wer glaubt, mit einem einzigen Trainings-, Erholungs- und Ernährungsprogramm für immer Muskelwachstum und Fettabbau stimulieren zu können, wird sich bald enttäuscht von diesem Sport abwenden. Das Wesen jeder Sportart besteht darin, durch ständiges Experimentieren den Körper an die Grenzen seiner Anpassungsfähigkeit zu treiben. Die Möglichkeiten dazu sind grenzenlos. Unweigerlich damit verbunden sind Rückschritte und

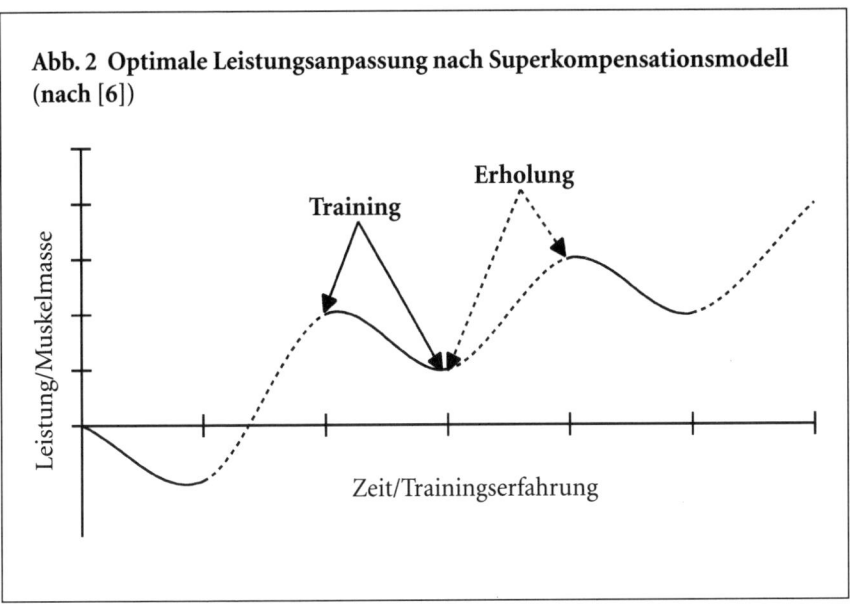

Abb. 2 Optimale Leistungsanpassung nach Superkompensationsmodell (nach [6])

Fehlschläge, aber manchmal muss man eben einen Schritt zurückgehen, um anschließend zwei nach vorn zu tun!

1.2 Superkompensation: Grundlage für den Fortschritt?

Das Modell der Superkompensation – auch wenn es seine Schwächen hat [6] – liefert eine anschauliche Grundlage für das Verständnis des Erholungsprozesses, deswegen sei es hier vorangestellt.

Wie der Leser aus Abbildung 2 entnehmen kann, findet während der Trainingseinheit selbst noch kein Aufbau von Muskelmasse statt. Im Gegenteil: Das Training stellt einen „Angriff" auf die Muskulatur dar, muskeleigene Eiweiße werden beschädigt. Unmittelbar nach der letzten Wiederholung fängt der Körper dann an, die Schäden zu beheben und zunächst das Ausgangsniveau wiederherzustellen. Die Beschädigung ist aber gleichzeitig ein Signal, sich in Zukunft vor einer solchen Belastung zu schützen und damit der Reiz für die Muskelvergrößerung und andere Anpassungsreaktionen. Zu einem tatsächlichen Aufbau von Muskulatur kommt es jedoch nur dann,

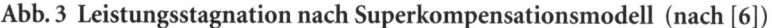

Abb. 3 Leistungsstagnation nach Superkompensationsmodell (nach [6])

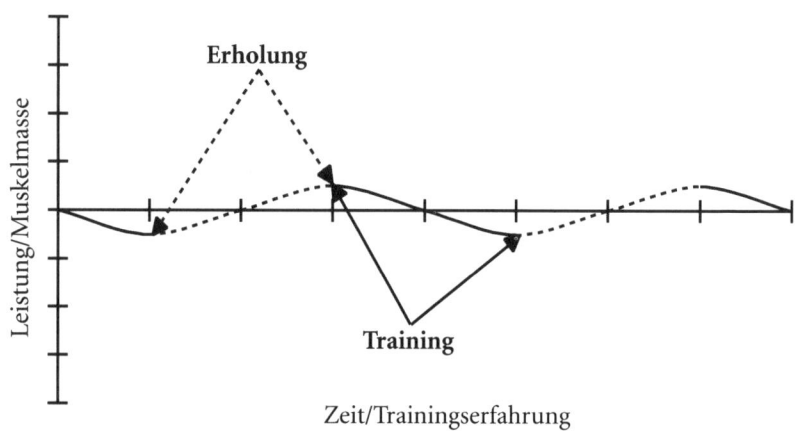

Die Leistung dieses Athleten stagniert, d.h. Muskelmasse und Kraft bleiben auf demselben Niveau, da der Organismus durch zu kurze Erholungszeiten immer nur den
Ausgangszustand wiederherstellen kann. Nach anfänglichen Fortschritten finden sich
in der Praxis sehr viele Athleten in dieser Situation wieder!

wenn der Athlet durch ausreichende Erholungszeit und die Anlieferung von
„Baumaterial" und Energie über den Weg der Ernährung seinem Organismus die Gelegenheit gibt, den Trainingsreiz auch umzusetzen. Folgt die
nächste Trainingseinheit zu früh, wird er auf dem gleichen Niveau bleiben,
oder sich schlimmstenfalls im Übertrainingsbereich wiederfinden (siehe
Abb. 3 und 4).

Etwas anschaulicher kann man sich die Sache vielleicht folgendermaßen
vorstellen: Nach einem Schnitt in den Finger (Training) versucht unser
Organismus unverzüglich, die Wunde zu schließen (Wiederherstellung des
ursprünglichen Zustandes, sprich Kompensation). War der Schnitt tief
genug (ausreichend hartes Training), wird der Körper versuchen, diese
Stelle zukünftig auf eine solche Gefahr besser vorzubereiten und bildet vermehrt Gewebe zum Schutz – eine Narbe (zusätzlicher Aufbau oder Super-

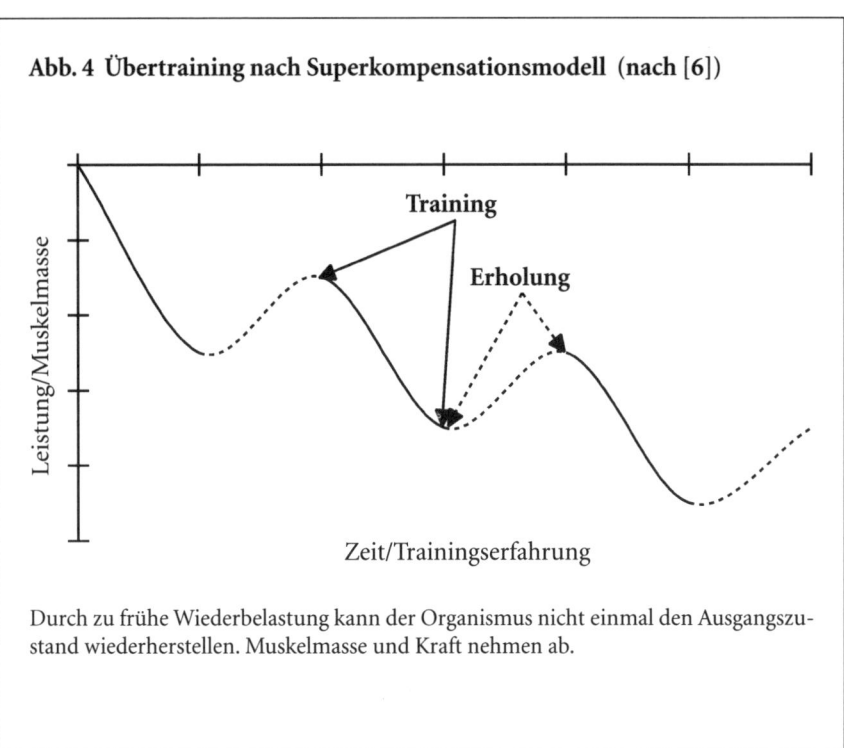

Abb. 4 Übertraining nach Superkompensationsmodell (nach [6])

Training

Erholung

Leistung/Muskelmasse

Zeit/Trainingserfahrung

Durch zu frühe Wiederbelastung kann der Organismus nicht einmal den Ausgangszustand wiederherstellen. Muskelmasse und Kraft nehmen ab.

kompensation). Auch wenn dieser Vergleich etwas hinkt – schließlich ist Narbengewebe verglichen mit neu aufgebautem Muskeleiweiß funktionell minderwertig – wird der grundlegende Anpassungsmechanismus deutlich.

Ermüdungserscheinungen und die gesteuerte „Verletzung" der Muskeln über das Training sind die notwendige Voraussetzung für Leistungsverbesserungen [6]. Sportler nehmen das leider oft zu wörtlich. In der Praxis befinden sich nämlich viele Athleten auf einem Leistungsplateau, d.h. es findet zwar kein Abbau statt, Fortschritte werden aber andererseits auch nicht realisiert. Weist sie jemand auf ihr zu häufiges oder zu umfangreiches Training hin, wird meist argumentiert, dass man doch ein Splitprogramm befolge und sich deswegen jede Muskelgruppe genügend erholen könne. Obwohl man einzelne Muskelgruppen übertrainieren kann, sollte der fortschrittsorientierte Kraftsportler Ermüdung und Übertraining immer als Erscheinungen betrachten, die den ganzen Körper betreffen. Im Klartext heißt das: Jedes Training bedeutet für den Organismus eine Stresssituation (d.h. „Kampf-/ Fluchtsituation") und wirkt sich deshalb auch auf den gesamten Stoffwechsel und Hormonhaushalt aus.

Dies ist eigentlich seit langem bekannt, denn während des Trainings benötigt der Organismus Energie und die wird nicht nur vom arbeitenden Muskel bereitgestellt, sondern durch die Zusammenarbeit des ganzen Systems [7]. Wem das zu theoretisch ist, der vertraut vielleicht eher den Worten eines erfahrenen Mr. Olympia. Dorian Yates in der FLEX [8]: „Ein oft übersehener Erfolgsfaktor ist die Regeneration. Der gesamte Körper muss sich von den Anstrengungen des Trainings erholen." Hört sich sehr nach Mike Mentzer [9] an! Heißt das, man sollte tatsächlich nur noch nach dem Heavy Duty-Prinzip trainieren? Gewiss nicht, aber bezüglich dieser Diskussion muss auf die Trainingsliteratur verwiesen werden. Als richtig kann hier jedoch festgehalten werden, dass Belastung und Wiederherstellung immer auf das gesamte System bezogen werden müssen. Mit einer Trainingseinheit für den Bizeps wird der ganze Körper beansprucht, man kann den Rest nicht einfach „ausklammern". Entsprechend muss im Anschluss auch das Gesamtsystem erholt werden.

Mit diesen Informationen hat der aufmerksame Leser schon wichtige Grundlagen für ein produktives Training kennengelernt. Vor allem sollte die enge Wechselbeziehung zwischen Training und Erholung klargeworden sein: Ohne angemessene Erholung kein Aufbau! Die Bedeutung der Erholung lässt sich erst recht damit unterstreichen, dass laut Untergrundliteratur die Einnahme von stark androgenen, aber auch von anabolen Steroiden im Kraft- [10] und Ausdauersport [11] unter anderem zum Ziel hat, den Erholungszeitraum zwischen den Trainingseinheiten zu verkürzen. Dadurch kann früher wieder trainiert werden und die Leistungskurve aus Abbildung 2 verläuft deutlich steiler nach oben, d.h. Kraft- und Massezunahmen stellen sich viel schneller ein.

1.3 Übertraining

Übertraining ist ein Schreckgespenst für jeden ernsthaft trainierenden Sportler. Überall in der Sportliteratur ist dieser Begriff irgendwann zu lesen, jeder Athlet verbindet damit negative Informationen. Fast alle, die schon einige Trainingsjahre hinter sich haben, konnten mit dem Thema Übertraining auch schon persönliche Erfahrungen sammeln. Unter dem Strich bedeutet Übertraining sich unwohl fühlen, Verlust an Muskelmasse, Einbußen an Kraft, Ausdauer und Koordination. Manche Sportler berichten ebenfalls von einer gleichzeitigen Zunahme der Fettmasse und erhöhter Wassereinspeicherung. Aber auch Überreiztheit bis depressive Verstimmung, Appetitlosigkeit bis Heißhunger (besonders auf „schlechte" Lebensmittel), Übermüdung bis Schlaflosigkeit sind subjektive Symptome des Übertrainings. Dazu gesellen sich Unzufriedenheit mit der eigenen Leistung und, dadurch bedingt, eine erhöhte Trainingshäufigkeit. Paradoxerweise muss man sich zum Sport zwingen, weil man eigentlich unter ausgeprägter Unlust leidet.

Objektive Messwerte zur Diagnose eines Übertrainingszustandes existieren zwar (früher Anstieg des Blutammoniaks unter Belastung, ständig erhöhte Harnstoffwerte, usw.), sind für Normalsportler als Kontrollparameter aber in der Regel nicht anwendbar [12].

In Abbildung 4 findet der Leser einen stark vereinfachten graphischen Eindruck davon, was Übertraining im leistungsbezogenen Sinn bedeuten kann. So unterschiedlich die Symptomatik des Syndroms sein kann, so vielseitig sind auch die wissenschaftlichen Thesen dazu: Hauptsächlich betreffen diese Theorien negative Effekte zu intensiven, zu häufigen oder zu einseitigen Trainings auf unsere „Steuerzentrale" (das Zentrale Nervensystem), oder auf verschiedene hormonelle Systeme. Hier einige Beispiele:

- Cortisol-Hypothese: Bei Fehltraining löst ein Zuviel dieses Stresshormons Muskelabbau und die Übertrainingseffekte aus.
- Adrenocorticoides Defizit: Die Stresshormone der Nebenniere arbeiten bei Belastung eng mit dem Cortisol zusammen, beim Übertraining ist diese Zusammenarbeit negativ verändert, das Hormongleichgewicht wird empfindlich gestört.

- Hypothalamisches Defizit: Die Wechselwirkung und Produktion verschiedener Hormone im Gehirn, die z. B. für die Testosteronproduktion verantwortlich sind, ist bei falscher Belastung negativ verändert.
- Herunterregulation der Anzahl peripherer Beta-Rezeptoren: Diese Rezeptoren sind für die Antwort der Zelle auf die Botschaft verschiedener „Leistungshormone" verantwortlich. Werden durch falsche Trainingsplanung weniger dieser Rezeptoren aufgebaut, fällt die Zellantwort bei Stoffwechselstress nur schwach aus, die Leistung sinkt.

Außerdem gibt es auch Befunde für negative Einflüsse des Übertrainingsyndroms auf den gesamten Stoffwechselbereich. Für alle diese Thesen existieren experimentelle Belege [13].

Am beliebtesten ist bei Supplementherstellern die Cortisol-Hypothese. Sie wird immer wieder aufgegriffen, da die Einnahme einer Substanz namens Phosphatidylserin die Entstehung von Übertraining verhindern soll. Dieser Wirkstoff kann laut Werbung die Cortisolproduktion teilweise unterdrücken und so dem Übertrainingssyndrom vorbeugen. Allerdings ist Übertraining, wie gerade aufgezeigt, ein Oberbegriff für ein sehr komplexes Problem mit vielen verschiedenen Ausprägungen und Mechanismen. Es erscheint fraglich, ob dem durch solch eine eindimensionale Maßnahme wie der Einnahme einer Pille beizukommen ist. Außerdem kann Cortisol die Leistung in bestimmten Fällen auch steigern! Dies zeigt sich in der Wettkampfpraxis des Ausdauersports schon allein durch die Tatsache, dass Leistungsathleten dort Corticoide (der Überbegriff für alle cortisolähnlichen Hormone) u.a. deswegen einnehmen, um sich schneller regenerieren zu können [14]. Ebenfalls fallen die Erfahrungsberichte von Sportlern, die pharmazeutische Unterdrücker der Cortisolproduktion einsetzen (sog. Nebennierensteroidbiosynthesehemmer), scheinbar nur sehr mäßig aus [15].

Diese Beispiele zeigen, dass es etwas eingleisig zu sein scheint, die Übertrainingsproblematik einem einzigen Hormon in die Schuhe schieben zu wollen. Corticoide sind eben nicht nur die Buhmänner des Sports, als die sie immer dargestellt werden, sondern lebenswichtige Hormone, die in ein komplexes Gesamtgeschehen eingebettet sind, das uns das Überleben ermöglicht. Mit einem Testosteronmangel kann man überleben, mit einem Mangel an Cortisol nicht! Das soll nicht heißen, dass einzelne Nahrungsergänzungen zur Regenerationsbeschleunigung nicht eventuell nützlich sein könnten, hier fehlen aber speziell bei Sportlern häufig noch aussagekräftige, experimentelle Ergebnisse.

Aus der Sicht des Praktikers ist das beste Mittel gegen Übertraining immer noch, es durch gezielte Trainingsplanung und Erholung zu verhindern. In der Sportmedizin gilt das Übertrainingssyndrom jedenfalls als nicht behandelbar, mit Ausnahme einer drei bis sechsmonatigen Ruhepause [13]. Dabei wird allerdings zwischen Kurzzeit- und Langzeit-Übertraining unterschieden. Wichtig ist, dass Kurzzeitübertraining kein Problem darstellt, solange es nicht in ein Langzeitübertraining übergeht. Kurzzeitübertraining kann sogar zur Leistungssteigerung eingesetzt werden, falls man eine entsprechende Erholungsphase berücksichtigt. Beispielsweise könnte man sich in der Woche vor einem Urlaub mit täglichen Trainingseinheiten leicht in den Übertrainingsbereich bringen und dann 14 Tage lang aktive Erholung ohne Hanteltraining betreiben (siehe nächster Abschnitt). Mit genügend Erfahrung löst man damit einen Muskel- und Kraftzuwachs aus.

Anders beim Langzeitübertrainingssyndrom, das mit z.T. erheblichen Störungen einhergehen kann und einen eklatanten Trainingsfehler darstellt [16,17]. Da das Langzeitübertrainingssyndrom auch von Alltagsstress mitbeeinflusst wird („das geht mir auf die Nerven"), sollte man sich die folgenden Kapitel besonders zu Herzen nehmen.

1.3.1 Fazit

Für den Trainingsalltag interessiert den Sportler bezüglich der Übertrainingsgefahr vor allem Folgendes: Geschickte Trainingsplanung und ausreichende Erholungsmaßnahmen stellen die wichtigsten Waffen im Kampf gegen Übertraining dar. Aus wissenschaftlicher Sicht ist die Vermeidung des Langzeitübertrainingssyndroms, mit Ausnahme einer drei- bis sechsmonatigen Ruhepause die einzig wirksame Strategie. Für das Zustandekommen spielen auch Stressfaktoren im Arbeits- und Privatleben eine wichtige Rolle.

Tab. 1 Zeitlicher Ablauf der Regeneration nach sportlichen Belastungen (modifiziert nach [19])

4.-6. Minute	Vollständige Auffüllung der Creatinphosphat-Speicher in den belasteten Muskeln.
20. Minute	Rückkehr von Herzfrequenz und Blutdruck zum Ausgangswert.
20-30. Minute	Ausgleich der niedrigen Blutzuckerspiegel. Bei Kohlenhydrataufnahme erhöht sich der Blutzuckerspiegel vorübergehend.
30. Minute	Gleichgewichtszustand im Säure-Basen-Haushalt. „Trainingsübersäuerung" wird ausgeglichen (Lactatkonzentration sinkt unter 3 mmol pro Liter).
60. Minute	Die Proteinsynthesehemmung (verminderter Eiweißaufbau) in der beanspruchten Muskulatur lässt nach.
90. Minute	Umschlag der abbauenden (katabolen) in eine aufbauende (anabole) Stoffwechsellage. Der Eiweißstoffwechsel zur Regeneration und Anpassung verstärkt sich.
120. Minute	Erste Funktionen der Muskulatur sind regeneriert. Die erste Stufe der motorischen Wiederbelastbarkeit (Bewegungsabläufe) ist erreicht.
6. Stunde bis 1. Tag	Bei ausreichender Flüssigkeitszufuhr wird der Flüssigkeitshaushalt ausgeglichen. Feste und flüssige Blutbestandteile (Hämatokrit) erreichen ein normales Verhältnis.
1. Tag	Auffüllung des Leberglykogens (Kohlenhydratspeicher der Leber)
2.-7. Tag	Auffüllung der Muskelkohlenhydratspeicher in stark beanspruchter Muskulatur.

3.-5. Tag	Regeneration der Fettspeicher im Muskel
3.-10. Tag	Regeneration teilzerstörter Muskelfaserproteine
7.-14. Tag	Funktionsgestörte Mitochondrien (energieproduzierende Kraftwerke der Zelle) werden wiederhergestellt. Volle muskuläre aerobe Leistungsfähigkeit (Radfahren, Schwimmen, Jogging) wird allmählich zurückgewonnen.
1.-3. Woche	Psychische Erholung vom gesamtorganischen Belastungsstress und Wiederabrufbarkeit der sportartspezifischen Komplexleistung in Kurz-, Mittel- und Langzeitausdauersportarten (Vollständige Erholung als Grundlage für maximale Leistungsfähigkeit).

1.4 Einzelfaktoren der Erholung

Während intensiver Belastungen kommt es, je nach Sportart in unterschiedlichem Ausmaß, zu einem Flüssigkeitsdefizit, einer Entleerung der Energiespeicher und zur Erschöpfung verschiedener anderer Systeme. Unmittelbar nach Trainingsende setzt dann die Erholungsphase ein. Die verschiedenen belasteten Systeme regenerieren sich dabei in unterschiedlichen Zeitabständen. Tabelle 1 gibt einen Überblick.

Es handelt sich bei diesen Angaben selbstverständlich nur um Durchschnittswerte, die von der Art und Intensität des Trainings, der Ernährung und Erfahrung des Athleten und der Einnahme von Supplementen und anderen regenerationsfördernden Mitteln mehr oder weniger verändert werden. Trotzdem lassen sich schon auf den ersten Blick einige Faktoren herausfiltern, die leicht positiv beeinflusst werden können.

Zum Beispiel sind erst vier bis sechs Minuten nach einem Satz harten Bankdrückens die Creatinphosphatspeicher in den belasteten Muskeln wieder regeneriert. Creatinphosphat ist die Wirkform des bekannten Creatins und stellt bei einem Krafttraining mit sehr schweren Gewichten und wenigen Wiederholungen (im Bodybuilding ca. 6-8) eine der wichtigsten Energiequellen dar. Daraus kann man sich für die Praxis ableiten, dass bei einem schweren Powerliftingtraining oder einem Bodybuildingtraining im Dorian-Yates-Stil zwischen den Sätzen vier bis sechs Minuten pausiert werden muss, um im nächsten Satz wieder maximale Gewichte bewältigen zu können. Außerdem kann man sich denken, dass die Creatinphosphatspeicher während der Sätze länger durchhalten, wenn insgesamt mehr aktives Creatin im Muskel zur Verfügung steht. Eine Supplementierung macht dies nachweislich möglich [19].

Das ist ein gutes Beispiel dafür, wie durch das Wissen um den Erholungsprozess die Leistung schon während des Trainings gesteigert werden kann. Das gilt natürlich erst recht für die Zeit nach dem Training, also dann, wenn es in punkto Aufbau so richtig zur Sache geht. Der wichtigste Zeitpunkt liegt 60-90 Minuten nach dem Training, wenn nämlich der Stoffwechsel langsam von katabol auf anabol (von Abbau auf Aufbau) umschaltet. Auf den Erholungsvorgang kann hier deutlich positiv Einfluss genommen werden, wenn genügend Baustoffe und das richtige hormonelle Umfeld zur Verfügung stehen (näheres dazu im Kapitel über den Muskelaufbau). Je schneller man sich von einer Trainingseinheit erholen kann, desto schneller kann man wieder trainieren und entsprechend zügiger wachsen Muskeln und Kraft. Deshalb gilt auch für den Freizeitathleten: Jede Maßnahme, die den Erholungsprozess verkürzt, beschleunigt die Fortschritte.

Der Leser hat jetzt hoffentlich ein Bild davon, was „Erholung vom Training" für den Körper eigentlich bedeutet. Außerdem können je nach Sportart gezielt bestimmte Systeme zur beschleunigten Regeneration bzw. Steigerung der Leistung angeregt werden.

1.5 Beeinflussung der Regeneration

Die meisten Menschen assoziieren mit den Begriffen „Erholung" oder „Regeneration" Schlaf, Faulenzen, Urlaub, etc. Damit liegen sie im Prinzip auch richtig und es ist offensichtlich, dass für die Erholung viele Faktoren eine Rolle spielen:

- Schlaf
- Ernährung
- Physikalische Maßnahmen (Massage, Dampfbad, Sauna, etc.)
- Psychische Entspannung
- Andere Faktoren, welche die Erholungsfähigkeit beeinflussen (Doping, Supplements, Alkohol, Nikotin, Coffein, Medikamente, Erkrankungen)
- Persönliches Umfeld

Das Thema Ernährung soll an dieser Stelle, obwohl von großer Bedeutung, zunächst ausgeklammert werden.

Es leuchtet ein, dass nicht jeder Mensch dieselbe Erholungsfähigkeit hat. Während mancher mit sechs Stunden Schlaf, Schichtarbeit und reichlich Alkohol am Wochenende immer noch beachtliche Fortschritte erzielen kann, kommen bei anderen die Zuwächse schon zum Erliegen, wenn einmal eine Nacht nicht durchgeschlafen wurde. Jeder Athlet besitzt also offensichtlich seine eigene und begrenzte Erholungsfähigkeit. Vielleicht der wichtigste Teil der Trainingsplanung muss es deshalb sein, die persönliche Erholungsfähigkeit zu ermitteln. Dazu braucht es Geduld und etwas Experimentierfreudigkeit. Erschwerend kommt hinzu, dass sich jedes Trainingsprogramm unterschiedlich auf die Erholungsfähigkeit auswirkt.

Grundlegend ist ausreichend Schlaf, wobei die Gesamtschlafzeit sicher entscheidender ist, als der Zeitpunkt des Zubettgehens. Auch dieser Punkt ist von Athlet zu Athlet sehr variabel. Eines sollte aber auf keinen Fall vergessen werden: Muskelwachstum findet nicht im Studio, sondern vorwiegend in der Ruhe- und Schlafphase statt! Deswegen: Wer sich ständig erschlagen fühlt, morgens nicht aus dem Bett kommt und sich zum Training zwingen muss, sollte seine Schlafgewohnheiten überdenken. Wem es zeitlich möglich ist und wer sich hinterher nicht dauerhaft ermüdet fühlt, sollte vor dem Training ein kurzes Nickerchen (ca. 30 Minuten) halten und dann ein bis zwei Tassen starken Kaffees oder Tees trinken. Es ist erstaunlich, wie viel intensivere Trainingseinheiten auf diese Weise erreichbar sind.

Regelmäßige Trainingspausen von sieben bis 21 Tagen nach intensiven Zyklen können ebenfalls regelrechte Wunder bewirken. Diese, auch als

„erweiterte Regeneration" bezeichneten Ruhephasen helfen, der zentralen Ermüdung, also einer umfassenden „Überreizung" unseres Nervensystems vorzubeugen und können aktiv gestaltet werden ([20], siehe unten). Vielleicht ist dem einen oder anderen auch folgende Situation bekannt: Durch mehrwöchiges intensives Training hat man sich ausgepowert und gönnt sich „instinktiv" eine Woche Ruhe (Urlaub). Hinterher ist man dann plötzlich sogar stärker und massiger als zuvor. Ein typisches Beispiel, wie ein fortgeschrittener Athlet durch ein Kurzzeitübertraining in Verbindung mit erweiterter Regeneration aus einem „Trainingsloch" herauskommen kann. Wettkampfathleten legen nach Meisterschaften oft solche lohnenden Pausen ein, manche sogar nach jedem harten Trainingszyklus. Wer nach der Ursache für dieses Phänomen fragt, sei an Tabelle 1 erinnert. Dort wird deutlich gezeigt, dass ein voller Wiederaufbau von teilzerstörten Muskelfasern und eine Gesamterholung des Organismus durchaus eine bis drei Wochen in Anspruch nehmen kann. In dieser Phase baut man nicht ab, sondern auf! Wer Angst hat, schon nach einigen Tagen ohne Training Muskelmasse und Kraft einzubüßen, sollte sich diese Fakten vielleicht einmal durch den Kopf gehen lassen.

Psychischer Stress, wie z.B. in Prüfungszeiten oder im persönlichen Umfeld wirkt sich ebenfalls negativ aus. Deshalb ist es während schwieriger Lebenssituationen wahrscheinlich günstiger, sein Training auf „Erhaltung" zu schalten. Dazu Eberhard Schneider: „Während der Schulzeit ist es dem Verfasser nicht möglich, durch Krafttraining mehr als einen Erhaltungseffekt zu erzielen. Beginnen jedoch die Ferien ohne streßerfüllte Vormittage und häufige Korrekturen am Nachmittag und Abend, wächst sein Oberarmumfang ohne Änderung der Trainings- und Ernährungsgewohnheiten innerhalb einer Woche um ca. 1 cm." [21].

Hat man nur einen Ruhetag pro Woche zur Verfügung, bleibt die mangelnde Bereitschaft des Athleten, sich an diesen Erholungstagen wirklich zu regenerieren, oft ein Problem. Nicht selten wird das gesamte soziale Leben in diesen Tag gepresst und damit kann auch bei einem gut angelegten Training zuviel Stress entstehen. Für Ruhetage sind deswegen sogenannte naive Entspannungstechniken wie Kinobesuch, Musikhören, Fernsehen etc. geeignet.

Der Konsum von größeren Mengen Alkohol wirkt sich negativ auf die Erholungsfähigkeit aus. Während leichter bis moderater Alkoholkonsum sogar mit einer erniedrigten Sterblichkeit einhergeht [21], sind die Auswirkungen für den Trainierenden weniger erfreulich: Zu viel Alkohol, aber auch Nikotin können Veränderungen in Hypothalamus, Hypophyse und Gonaden verursachen [22]. Verständlicher ausgedrückt bedeutet das, dass die Testosteronproduktion, aber auch andere Hormonregelkreise gestört werden und jeder Athlet weiß: Ohne Testosteron kein Aufbau. Für jemanden, der Hormone zur Leistungssteigerung einnimmt und so ohnehin seine Eigenproduktion vermindert, dürfte diese Form der hormonellen Manipulation geradezu lächerlich anmuten. Für natürliche Athleten, die um jedes Gramm Muskelmasse kämpfen müssen, ist das Thema aber eine Überlegung wert.

Zu den Nahrungsergänzungen und deren Einfluss auf die Erholung soll im Rahmen dieser Lektüre nicht gezielt Stellung genommen werden, da zahlreiche wissenschaftliche Publikationen, sowie entsprechende Literatur zu diesem Thema existiert [23]. Tatsache ist, dass durch einige Supplements der Erholungsprozess gefördert werden kann (man denke an Creatin). Dasselbe gilt, wie schon erwähnt, für verschiedene Dopingsubstanzen.

Um keinen falschen Eindruck zu vermitteln: Der Leser soll hier nicht zu einem zölibatären Leben angehalten werden, nur ein Punkt muss in aller Deutlichkeit klargestellt sein: Die Erholungsphase ist kein passiver Prozess, wie so oft angenommen, sondern jeder Athlet hat die Möglichkeit und Eigenverantwortung, diese Phase aktiv zu gestalten. Neben einem der momentanen Lebenssituation in Dauer und Intensität angepassten Training, regelmäßigen Pausen, genügend Schlaf, möglichst geringem Konsum von Tabak, Alkohol, etc., kann man darüber hinaus noch direkter in das Erholungsgeschehen eingreifen: Die Rede ist von aktiver Erholung.

Darunter werden Maßnahmen verstanden, die direkt nach dem Training erfolgen und die Voraussetzung für eine möglichst rasche Wiederherstellung schaffen. Dazu gehört z. B. Auslaufen oder Ausradeln von fünf bis zehn Minuten Dauer bei niedriger Intensität (50-60 % der maximalen Herzfrequenz), aber auch statisches Stretching (der Muskel wird passiv gegen einen Widerstand gedehnt, die Spannung wird über 30-60 Sekunden gehalten).

Durch solche Maßnahmen erfolgt ein schnellerer Abtransport von Ermüdungsprodukten, ein schnellerer Antransport von Aufbaustoffen, eine Entlastung des Herz-Kreislaufsystems und durch das Stretching eine schnellere Einleitung der Entspannungsphase (Parasympathikusaktivierung). Auch die erweiterte Regeneration nach intensiven Trainingszyklen kann durch individuell angepasste Outdoor-Aktivitäten wie Radfahren, Walking, leichtes Jogging, Schwimmen, Skilanglauf, usw. aktiv gestaltet werden.

Physikalische Maßnahmen wie Massagen, Sauna und Wasseranwendungen können zusätzlich für die Erholungsphase genutzt werden. Auch hier wird jeder individuell entscheiden müssen, was ihm gut bekommt und was nicht. Es soll an dieser Stelle aber nicht unerwähnt bleiben, dass z. B. die Sauna nach Ansicht mancher Wissenschaftler die Regeneration erschwert (Flüssigkeitsverluste sind nicht ausreichend schnell ausgleichbar [24]).

1.5.1 Fazit

Wer mit seinen Fortschritten unzufrieden ist, sollte sich noch einmal kritisch die Einflussfaktoren der Leistung (siehe Abb. 1) vor Augen halten und sich fragen, in welchem Bereich noch Verbesserungen möglich sind. Mit Sicherheit ist das Thema Erholung auf die eine oder andere Art betroffen. Diszipliniert im Training zu sein heißt noch lange nicht, auch alle Regenerationsfaktoren mit Disziplin anzugehen. Aber gerade hier ist vielleicht manchmal mehr Durchhaltevermögen gefragt, als beim Training selbst. Ist es doch gerade die Vielzahl an Faktoren, die ernsthaft betriebenes Bodybuilding oder Krafttraining zu einem 24 Std.-Job werden lassen. Niemand muss ein Eremitenleben führen, um gute Fortschritte im Bodybuilding zu erzielen. Wer sich aber entschlossen hat, das Training mit Gewichten zu einem wahrhaft „gewichtigen" Lebensinhalt werden zu lassen, der täte gut daran, den Faktor Erholung in die Fortschrittskontrolle einzubeziehen.

*

1. Schneider, E. Krafttraining für Kung Fu und Karate. Wu Shu Verlag Kernspecht Burg, Fehmann (1989)

2. Berendonk, B. Doping. Rowohlt Taschenbuch Verlag GmbH (1992)

3. Wichtigster sportlicher Titel im Profibodybuilding

4. Hoffmann, J. Hormon Report. Novagenics-Verlag (1999)

5. Anonym. Mutanten des Sports. ÄZ 232 (2000)

6. Martin, D. et al. Handbuch Trainingslehre. Verlag Hofmann Schondorf (1993)

7. Pruett, D.R. Fat and carbohydrate metabolism in exercise and recovery, and its dependence upon work load severity. Inst. Work Phys. Oslo, Norway (1971)

8. Amerikanische Bodybuildingzeitschrift, wendet sich vor allem an sog. Hardcore-athleten

9. Der im Jahr 2001 verstorbene Mike Mentzer entwickelte in den siebziger Jahren ein Trainingssystem, bei dem nur ein Satz pro Übung bis zum positiven Muskelversagen und darüber hinaus durchgeführt wird. Es handelt sich um eine hochintensive Trainingsform (HIT) und wird als Heavy Duty bezeichnet.

10. Grunding, P. und M. Bachmann. Anabole Steroide 1994. Sport Verlag Ingenhohl (1996)

11. Voet, W. Gedopt. Sport Verlag Berlin (1999)

12. Urhausen, A. Diagnosis of overtraining: what tools do we have? Sports Med. 32 (2): 95-102 (2002)

13. Foster, C. Übertraining Syndrom. Insider 1 (7): 1-6 (1999)

14. Thomas, A. Hormone im Ausdauersport. ASS Verlag (2000)

15. Heur, L. Anabolika. Sportverlag (2001)

16. Lehmann, M.J. et al. Vom Übertraining zur Leistungsminderung oder Super-kompensation. Sportorthopädie-Sporttraumatologie: 14: 181-185 (1998)

17. Lehmann, M.J. et al. Training and overtraining: an overview and experimental results in endurance sports. J. Med. Phys. Fitness 37 (1): 7-17 (1997)

18. Regeneration. Nach G. Neumann, Institut für angewandte Trainingswissenschaften Leipzig. bbszene. wtal. de training regeneration mdex. php 3 (2000)

19. Casey, A. et al. Does creatine supplementation play a role in skeletal muscle metabolism and performance ? Am. J. Clin. Nutr. 72 (suppl.): 607-617 (2000)

20. Hottenrott, K. Regeneration – welchen Wert haben Erholungsphasen für den Sportler? http: bbszene. wtal. de training regeneration mdex. php 3 (2000)

21. Thun, M.J., Peto, R., Lopez, A.D., et al. Alcohol consumption and mortality among middle aged elderly U.S. adults. N. Engl. J. Med. 337: 1705-1714 (1997)

22. Prof. Dr. med. Günter Stalla auf dem 7. Rosenheimer Schilddrüsentag (2001)

23. Arndt, K. Handbuch Nahrungsergänzungen. Novagenics-Verlag (1999)

24. Frank, W. Sporternährung 2000. Triathlon & Duathlon 1 (2001)

Leistungsernährung für Kraftsportler

KAPITEL 2

ERNÄHRUNGSPRINZIPIEN IM SPORT

2.1 Grundlagen

Die Ernährung im Sport besteht aus einer vollwertigen Basiskost, die je nach Bedarf oder Wunsch gezielt ergänzt (supplementiert) werden kann, um bestimmte Zielstellungen zu erreichen. Abbildung 5 gibt einen groben Überblick über den momentan in der Ernährungswissenschaft empfohlenen Kostaufbau im Sport. Zusätzlich sind häufig genannte Gründe für die Einnahme von Nahrungsergänzungen aufgeführt. Die Darstellung macht deutlich, dass Supplements niemals dazu geeignet sind, Ernährungsfehler auszugleichen, sondern einen vollwertig gestalteten Speiseplan immer nur ergänzen können.

Die prozentualen Angaben interessieren in der Praxis allerdings meist nicht, weil Sportler eben Lebensmittel verzehren, genau wie andere Menschen auch. Man kann sich vielleicht leichter so orientieren: Um die Empfehlungen annähernd zu erreichen, sollte der Mahlzeitenteller stets zu etwa 75 % mit Brot, Nudeln, Kartoffeln, Reis oder anderen Kohlenhydratträgern gefüllt sein, wobei Vollkornprodukten der Vorzug gegeben wird. Der Rest darf sich dann aus Fleisch, Fisch und weiteren Eiweißlieferanten zusammensetzen, wobei in der Regel magere Sorten bevorzugt werden. So bleibt möglichst wenig Platz für fettreiche Soßen, Dressings oder Desserts reserviert.

Die Fettzufuhr muss auf diese Weise nicht weiter beachtet werden, sie erledigt sich von selbst. Lediglich auf die regelmäßige Auswahl hochwertiger Fettsäuren ist zu achten. Besonders Rapsöl, Leinöl, Olivenöl und fettreiche Seefische sind aus gesundheitlicher Sicht empfehlenswert. Außerdem sollten pro Tag mindestens 1,5 Liter kalorienarme Flüssigkeit aufgenommen werden, idealerweise Wasser oder Saftschorlen. Zusätzlich gilt es, die Schwitzverluste des Trainings auszugleichen.

Wer es jetzt noch schafft, pro Tag fünf Portionen von soviel Obst oder Gemüse zu verzehren, wie in die Hand passt („Take 5 a day"), hat die perfekte Ernährung für den Breitensport umgesetzt. Diese Richtlinien erfüllen gleichzeitig weitestgehend die für die Gesunderhaltung geforderten Maßnahmen. Insbesondere aktive Menschen, die pro Woche nicht mehr als 2000 kcal. in Form von drei bis vier Stunden leichtem Freizeitsport verbrennen, profitieren von dieser ausgewogenen Mischkost und benötigen keine zusätzlichen Maßnahmen [1]. Eine besondere Rolle kommt im Sport allerdings den Mahlzeiten vor und direkt nach dem Training zu.

Das wären die für Athleten von wissenschaftlicher Seite gegebenen Empfehlungen. Wie das mit Empfehlungen aber so ist, wurde damit noch lange keine Aussage darüber getroffen, wie Sportler denn tatsächlich so essen. Geht man vom sogenannten DGE-Ernährungsbericht [2] aus, kann für die deutschen Bürger eine gute bis sehr gute Versorgungslage mit Energie (Kalorien), Makronährstoffen (Kohlenhydrate, Eiweiß, Fett) und mit den meisten Mikronährstoffen (Vitamine, Mengen- und Spurenelemente) angenommen werden.

Ausnahmen sind für Frauen vor allem die Mikronährstoffe Eisen und Vitamin B1, welche hauptsächlich in Vollkorngetreide und Fleisch vorkommen. Weibliche Ausdauersportler sollten deshalb besonderes Augenmerk auf den regelmäßigen Verzehr dieser Lebensmittelgruppen legen. Täglich reichlich Vollkornprodukte zu essen und an drei Tagen der Woche ein Fleischgericht oder Wurst zu sich zu nehmen, deckt in der Regel den Bedarf [3]. Wer kein Fleisch essen möchte, sollte zu den Mahlzeiten stets etwas Obst oder

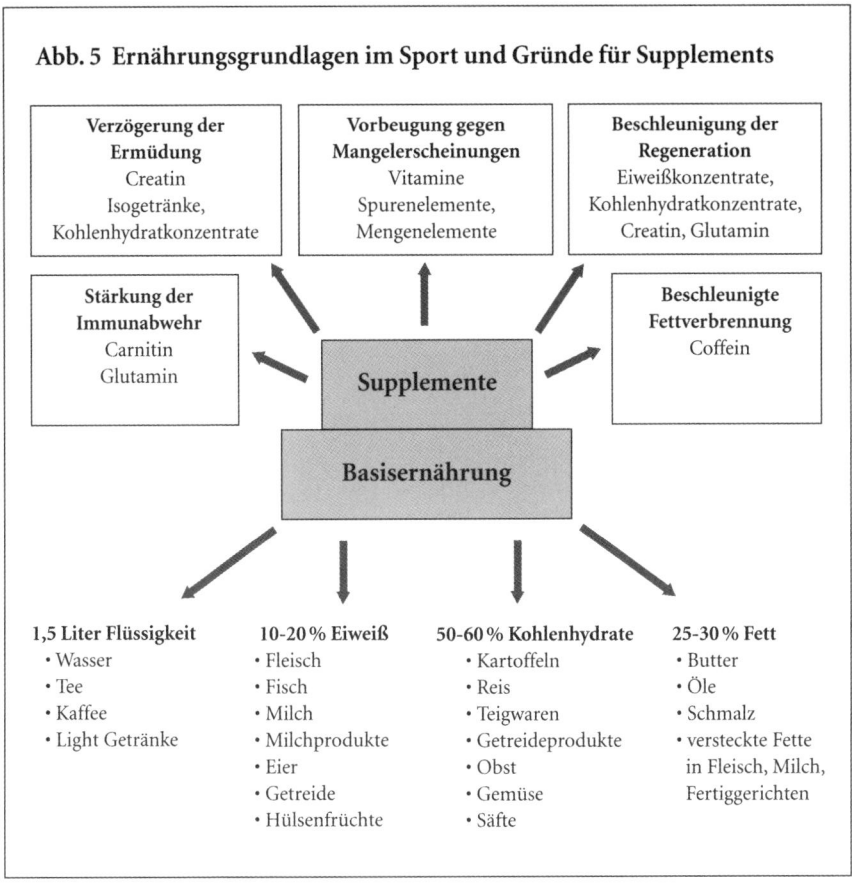

Abb. 5 Ernährungsgrundlagen im Sport und Gründe für Supplements

Verzögerung der Ermüdung	Vorbeugung gegen Mangelerscheinungen	Beschleunigung der Regeneration
Creatin Isogetränke, Kohlenhydratkonzentrate	Vitamine Spurenelemente, Mengenelemente	Eiweißkonzentrate, Kohlenhydratkonzentrate, Creatin, Glutamin

Stärkung der Immunabwehr		Beschleunigte Fettverbrennung
Carnitin Glutamin	**Supplemente**	Coffein

Basisernährung

1,5 Liter Flüssigkeit	10-20 % Eiweiß	50-60 % Kohlenhydrate	25-30 % Fett
• Wasser	• Fleisch	• Kartoffeln	• Butter
• Tee	• Fisch	• Reis	• Öle
• Kaffee	• Milch	• Teigwaren	• Schmalz
• Light Getränke	• Milchprodukte	• Getreideprodukte	• versteckte Fette
	• Eier	• Obst	in Fleisch, Milch,
	• Getreide	• Gemüse	Fertiggerichten
	• Hülsenfrüchte	• Säfte	

verzehren. Das darin enthaltene Vitamin C hilft nämlich dabei, für den Körper schlecht verfügbares Eisen aus den Lebensmitteln „herauszulösen".

Jod, Calcium, Vitamin E und Folsäure sind in vielen Bevölkerungsgruppen ebenfalls „Mangelware", weil wir oft einfach zu wenig Seefisch (z.b. Lachs, Hering, Makrele), Milchprodukte, pflanzliche Öle, sowie Obst und Gemüse essen. Wie schon teilweise aufgezeigt kann dem mit „Take 5 a day", täglich mageren Milchprodukten und öfters einmal etwas Raps- oder Olivenöl, sowie ein bis zwei Portionen Seefisch pro Woche sehr leicht entgegengewirkt werden. Ältere Personen können auch Probleme mit der Vitamin

D- und Vitamin B12-Versorgung aufweisen. Hier ist in der Regel das Urteil eines Arztes gefragt. Bei sehr schlechter Versorgungslage kann nach Absprache mit dem Hausarzt eine vorübergehende Supplementierung mit Tabletten notwendig werden. Das gilt auch für Jod und Eisen.

Weiterhin wird, gemessen an den D.A.CH.-Empfehlungen [4], sehr häufig ein zu niedriger Verzehr an Ballaststoffen und Kohlenhydraten, sowie eine zu hohe Aufnahme von tierischem Fett und Eiweiß beklagt [5]. Bei Einhaltung der gerade aufgeführten und leicht umsetzbaren Maßnahmen brauchen Freizeitsportler sich um solche Probleme jedoch keine Sorgen machen.

Die Deutsche Akademie für Ernährungsmedizin erwähnt vor allem Vitamin E, Magnesium, Eisen und Zink als Problemnährstoffe des Sportlers [6]. So wurden beispielsweise für 25 % der Leistungssportler Vitamin-E-Blutspiegel unterhalb des Normbereiches gemessen! Etwa 20 % erfüllen laut Freiburger sportmedizinischem Arbeitkreis außerdem nicht die geforderten Blutwerte für Magnesium, Eisen und Zink [6]. Für sportliche Senioren konnte weiterhin eine teilweise suboptimale Versorgung mit Vitamin B1 und Vitamin B2 nachgewiesen werden. Insgesamt wird vorgeschlagen, dass Athleten, die eine „generelle energetische Mangelversorgung aufweisen", mit einem Multivitamin-/Mineralstoffpräparat zu versorgen sind [7]. Das bedeutet, dass Sportler, die z.B. eine bestimmte Gewichtklasse einhalten oder ihr Körpergewicht aus anderen Gründen über Ernährung und Training auf möglichst niedrigem Niveau stabilisieren müssen, potenziell mit verschiedenen Nährstoffen unterversorgt sein könnten. Dieselben Ansprüche kann man für Athleten mit extrem hohen Trainingsumfängen geltend machen (Extremausdauersportarten).

Da sich Wettkampfbodybuilder in der Diätphase aufgrund umfangreichen Trainings und sehr einseitiger Reduktionsdiät auch in einer „generellen energetischen Mangelversorgung" befinden, ist für sie die vorsorgliche Einnahme von Vitaminen und Mineralstoffen in Höhe der empfohlenen Tagesdosen durchaus empfehlenswert. Allgemein sind Dosierungen, die das dreifache der Tagesempfehlungen überschreiten, wissenschaftlich allerdings nicht begründbar [6].

Es soll an dieser Stelle noch mit aller Deutlichkeit darauf hingewiesen werden, dass während des Aufbau-/Grundlagentrainings bei Einhaltung der oben gegebenen Empfehlungen und einer genügend hohen Kalorienzufuhr die tägliche Versorgung mit allen notwendigen Stoffen normalerweise sichergestellt ist. Irgendwelche Märchen von unseren „ausgelaugten Böden", dem Nährstoffmangel vieler Lebensmittel oder ähnliche Anekdoten sind in der Regel Verkaufsstrategien von Supplementherstellern. In der wettkampffreien Zeit sind Mangelerscheinungen bei abwechslungsreicher Kost, reichlich Obst und Gemüse und ausgeglichener bis positiver Energiebilanz jedenfalls nicht zu erwarten. Eine Ausnahme könnte allerdings das Jod betreffen (z. B., wenn jemand keinen Seefisch mag, bzw. ihn selten isst).

Soweit so gut, oder? Vielleicht ist es aber doch nicht so einfach, denn die gängige Lehrmeinung wird durchaus nicht von allen Praktikern im Sport vertreten. Von extrem kohlenhydratreich bis extrem fettreich oder eiweißbetont, es ist schon so ziemlich alles da gewesen. Ganz zu schweigen von den einseitigen Megadosen an bestimmten Vitaminen oder Mineralstoffen. Leider sind die wenigsten dieser Kostformen und Praktiken gut untersucht, noch kann ihnen gar ein leistungssteigernder Effekt bescheinigt werden.

Trotzdem lassen praktische Erfahrungen und die Unterschiede in verschiedenen Sportarten vermuten, dass nicht jeder Sportler mit „Schema X" gut fährt, einmal ganz abgesehen von individuellen Voraussetzungen im Stoffwechsel.

Im sportmedizinischen Bereich existiert in Abhängigkeit von den bei der jeweiligen Sportart genutzten Energiedepots die Einteilung in aerobe (z. B. Marathonlauf), anaerob-alaktazide (z. B. Gewichtheben, Kraftdreikampf) und anaerob-laktazide Belastungen (z. B. Bodybuilding, siehe Tab. 2a). Entsprechend werden die Empfehlungen zur Nährstoffzufuhr für kraft- und ausdauerbetonte Sportarten von manchen Wissenschaftlern teilweise modifiziert [7]: Kraftsportlern wird etwas mehr Eiweiß empfohlen, Ausdauersportlern etwas mehr Kohlenhydrate. Für Praktiker nichts Neues.

Das Bodybuilding nimmt bei dieser Diskussion aber eine Sonderstellung ein. Dies weniger aufgrund seiner Belastungsart, sondern vielmehr aufgrund der Notwendigkeit des extremen Fettabbaus bei gleichzeitigem Muskelmasseerhalt und besonders wegen der „trockenen" Bühnenpräsentationsform im Wettkampfbereich (Einzelheiten im Kapitel „Strategien für den Fettabbau"). Deswegen scheint hier eine gesonderte Betrachtung verschiedener Strategien angebracht.

2.2 Die Mahlzeiten rund um das Training

Nachdem das Potenzial der Ernährung zur Beschleunigung des Regenerationsprozesses bereits angedeutet wurde, soll der Leser jetzt erfahren, wie die Umsetzung in die Praxis erfolgen kann. Die nachfolgend aufgeführten Maßnahmen können sowohl von Freizeitsportlern, wie auch von Leistungsathleten der meisten Sportarten angewendet werden, da alle Gruppen ihren Stoffwechsel zeitweise maximal beanspruchen und von einer effektiv eingeleiteten Regeneration profitieren. Die Einnahme von Supplements bleibt in der Regel ambitioniert trainierenden Sportlern vorbehalten.

Die wichtigste Mahlzeit für den Erholungsprozess ist diejenige unmittelbar nach der Belastung. Was man vor dem Training isst, ist ebenfalls ausschlaggebend – es beeinflusst die Leistung und den Stoffwechsel während des Trainings. Schließlich kann noch die Mahlzeit vor dem Zubettgehen eine Schlüsselposition einnehmen, denn während der Nacht finden wichtige Aufbau- und Reparaturprozesse statt, außerdem ist dieser Zeitraum für die meisten Menschen die längste Periode ohne Nahrungsaufnahme.

Die Kohlenhydratspeicher in Leber und Muskeln leiden unter häufigem und hartem Training. Diese sogenannten Glykogenspeicher werden bei hochintensiven, intervallartigen Belastungen bereits nach kurzer Zeit geleert, also auch bei hartem Bodybuildingtraining. Dies ist leicht vorstellbar, wenn man sich vor Augen hält, dass ein arbeitender Muskel einen 300fach erhöhten Energieumsatz im Vergleich zum Ruhezustand aufweist [7]. Für den Bodybuilder stellen deshalb die Kohlenhydrate, neben dem sogenannten Phosphatspeicher, die wichtigste Energiequelle dar (siehe Tab. 2a).

Bei kurzzeitigen und sehr anstrengenden Belastungen kann Fett nicht als Energielieferant herangezogen werden. Die Spannung in der Arbeitsmuskulatur ist dann so groß, dass die versorgenden Gefäße quasi „abgequetscht"

Tab. 2a Zusammenhang zwischen Trainingsart und Dauer, sowie Energieproduktion aus verschiedenen Substraten (nach [8])

Belastungs- arten	Gewichtheben, Powerlifting, Sprint	Berglauf, Bodybuilding	Marathonlauf
Belastungs- dauer	anaerob, unter 1 Min.	anaerob, laktazid, wenige Minuten	aerob, Stunden
Energie- substrate	ATP, CP	Glykogen	Fett
Haupt- produkte	Nucleotide, Creatin	Milchsäure	Kohlendioxid
Beispiele:	Sprint mit maximaler Geschwindigkeit oder Sätze mit 1-5 Wiederholungen, sehr schweres Gewicht	Schnelles Laufen, oder Sätze mit 6-100 Wiederholungen, Muskelbrennen, starkes Keuchen	Geschwindigkeit deutlich geringer, langsames Joggen oder aerobes Training

werden und deshalb nicht ausreichend Blut hineingelangt. Damit bleibt auch der Sauerstoffnachschub aus, der Muskel bekommt quasi keine Luft. Weil Fett aber sehr viel Sauerstoff braucht, um verbrannt zu werden (= aerob), muss der Organismus auf Kohlenhydrate zurückgreifen, die er kurze Zeit auch ohne Sauerstoff umsetzen kann (anaerob, siehe Tab. 2a). Das geht deswegen nur kurze Zeit, weil sich während harter Bodybuildingsätze als Abfallprodukt der sauerstofflosen Verbrennung Säuren im Muskel bilden (spürbar als Muskelbrennen). Diese sammeln sich schnell an und zwingen uns zum Aufhören (Muskelversagen). Daher auch der Name „anaerob-laktazid" für Bodybuildingtraining, was nichts anderes bedeutet, als dass die Energie für die Muskelkraft ohne Sauerstoff und unter Milchsäurebildung gewonnen wird.

Nach solchen Belastungen hat unser Körper nichts Eiligeres zu tun, als dieses vorübergehende Sauerstoffdefizit zu beseitigen und die Energie wieder mit Hilfe von Sauerstoff zu gewinnen: Blut schießt mit großer Geschwindigkeit in den Muskel und staut sich dort sogar vorübergehend an (der wohlbekannte Pumpeffekt). Das hier beschriebene Szenario gilt natürlich nicht nur für das Bodybuilding, sondern für alle Sportarten, bei denen während der Belastungsintervalle ein deutliches Muskelbrennen spürbar ist.

Kohlenhydrate spielen also unter solchen Bedingungen für die Leistung eine außerordentliche Rolle. Wer schon einmal bei reduzierter Kohlenhydratzufuhr hart trainiert hat, wird das ohne weiteres bestätigen können. Die Leistung kann durch eine entsprechend hohe Kohlenhydratzufuhr vor dem Training nachweislich positiv beeinflusst werden [67,68]. Das gilt vor allem, wenn die in Muskel und Leber gespeicherten Reserven knapp sind (etwa in der Diät). Hier besteht dann auch die erste Verknüpfung zwischen Sport und Ernährung.

Von wissenschaftlicher Seite wird deswegen eine kohlenhydratreiche, eiweißarme und vor allem fettreduzierte Mahlzeit 30-40 Minuten vor Trainingsbeginn empfohlen [9]. Der DGE-Arbeitskreis „Ernährung und Sport" schlägt vor, drei bis vier Stunden vor der Belastung eine Mahlzeit mit 80-120 Gramm komplexen Kohlenhydraten (Müsli, Brot, Reis) und 60-90 Minuten vor dem Training nochmals eine kleinere Portion zuzuführen [10]. Ein Beispiel für die Umsetzung dieser Empfehlung findet sich in Tabelle 2b.

Vorschläge aus Insiderkreisen lauten ähnlich: Dennis R. Sparkman, Autor der FLEX, hält mehrere Stunden vor dem Training moderate Mengen komplexer Kohlenhydrate und Protein für angebracht, während in der Stunde vor der Einheit einige „schnelle" Kohlenhydrate aufgenommen werden sollten.

Auch sollte das Training immer mit gefüllten Flüssigkeitsspeichern begonnen werden. 15-30 Minuten vor Trainingsbeginn ist es deshalb günstig, 0,3-0,5 Liter Mineralwasser oder Saftschorle zu sich zu nehmen [11]. Dies gilt insbesondere, wenn zur Steigerung der Konzentration oder Fettverbrennung vor dem Start noch Kaffee getrunken wird. Für die gerade genannten Strategien gibt es allerdings eine Ausnahme: Wer ausschließlich aerob trainiert (leichtes Walking, Jogging, Fahrradfahren, etc., siehe Kapitel Fettabbau), um Körperfett zu verlieren, sollte mehrere Stunden vor der Belastung keine Mahlzeiten oder kalorienhaltigen Getränke mehr zu sich nehmen [69,70]. Allein auf eine ausgeglichene Flüssigkeitsbilanz ist zu achten. Auf diese Weise kann Körperfett schneller zur Energieproduktion herangezogen werden.

Hinsichtlich der Mahlzeiten vor dem Training sind die Empfehlungen der wissenschaftlichen Literatur und die tatsächlichen Ernährungsstrategien in Sportlerkreisen weitgehend identisch: Viele Sportler haben die Wirksamkeit dieser Vorgehensweisen für sich getestet und nutzen sie.

Wenden wir uns nun dem Zeitpunkt unmittelbar nach einer harten Trainingseinheit zu. Stellen wir uns vor, wir hätten gerade ein mörderisches Vorermüdungs-Beintraining hinter uns gebracht: Beincurls vor schwerem Kreuzheben mit gestreckten Beinen und Beinstrecken vor tiefen Kniebeugen. Zum Abschluss noch Good-Mornings. Der Schweiß ist in Strömen geflossen und wir können kaum noch gehen, so sehr zittern unsere Oberschenkel. Der untere Rücken ist dermaßen mit Blut gefüllt, dass wir uns regelrecht an die zwei Säulen anlehnen können, die wir als Rückenstrecker kennen. Während wir uns an die Studiotheke schleppen, hoffen wir natürlich, dass unser Körper diese Tortur mit entsprechenden Zuwächsen belohnen wird. Dazu muss aber erst einmal ein Umfeld im Stoffwechsel geschaffen werden, das den Aufbau auch möglichst schnell einleitet.

2.2.1 Ausgleich des Flüssigkeitsdefizites

Ein Flüssigkeitsdefizit kann je nach Ausmaß ebenfalls die Aufnahme anderer Nahrung aus dem Darm beeinflussen. Deshalb sollte es an erster Stelle ausgeglichen werden. Als Faustregel gilt: Vor und nach dem Sport wiegen und soviel trinken, bis das Ausgangsgewicht wieder erreicht ist [11]. Ein Teil der zugeführten Flüssigkeit wird allerdings mit dem Urin wieder ausgeschieden und auch die Art der Getränke spielt eine Rolle [12]. Deswegen lieber etwas mehr trinken, als zu wenig. Am besten sollte schon während der Trainingseinheit Flüssigkeit in kleinen Portionen zugeführt werden, besonders im Sommer. Unter kleineren Portionen versteht man Trinkmengen von nicht mehr als 0,2 bis 0,3 Litern auf einmal, da sonst die Urinproduktion stark angeregt wird.

An Getränken eignen sich Saftschorlen, Mineralwässer oder nach Wunsch auch Sportlergetränke. Alkohol- und koffeinhaltige Getränke sollten nach dem Training besser gemieden werden, da sie eine leicht diuretische Wirkung haben. Das bedeutet, sie veranlassen den Körper dazu, Flüssigkeit auszuscheiden. Wer regelmäßig koffeinhaltige Getränke genießt, gewöhnt sich an die gerade beschriebene Wirkung [13], Kaffee wird trotzdem nicht für die Wasserbilanz berücksichtigt.

2.2.2 Auffüllen der Glykogenspeicher

Wie oben erklärt, sind nach einem harten Training die Kohlenhydratreserven weitestgehend erschöpft. Es gilt, sie möglichst schnell wieder aufzufüllen, um für die nächste Trainingseinheit gerüstet zu sein. Ein wichtiges Merkmal dafür, dass die Glykogen- und Wasserreserven nicht ausreichend wieder aufgetankt wurden, ist ein fehlender Pumpeffekt während des Trainings.

Der Kohlenhydratzufuhr nach dem Training kommt aber auch noch aus einem anderen Grund eine besondere Bedeutung zu: Der Körper schaltet schneller wieder auf anabol (aufbauend), wenn die Nahrungszufuhr gesichert ist. Der wichtigste Botenstoff für die Umprogrammierung des Körpers in Richtung Aufbau und Speicherung ist aber das Insulin. Insulin wird deshalb auch als „wichtigstes anaboles Hormon des Organismus" [14] bezeichnet. Es wird immer dann in größerem Maße ausgeschüttet, wenn wir Kohlenhydrate essen. Je schneller die Kohlenhydrate im Blut sind, desto höher die Insulinausschüttung. Insulin wirkt an den Zellen und besonders an den Muskelzellen wie ein Schlüssel, der die Türe für den Zucker, aber auch für Eiweißbausteine aufsperrt. Nach einem harten Training sind die

Muskeln ganz besonders empfindlich für das Insulin, es wirkt dann besser. Man könnte auch sagen, der Schlüssel passt besser. Als Folge der verbesserten Insulinwirkung werden die Muskeln nach dem Training effektiver versorgt.

Davon wissen übrigens auch Profisportler, denn sie nutzen diesen besonderen Zeitpunkt aus, indem sie sich direkt nach dem Training 6-10 Einheiten kurzwirksames Insulin spritzen und sofort eine angepasste Mahlzeit verzehren [15,70]. Andere Athleten verwenden Arzneien für Diabetiker (Metformin), um die Insulinempfindlichkeit noch weiter zu erhöhen [16], oder Pharmazeutika (Glinide), welche in Verbindung mit einer Mahlzeit eine erhöhte Insulinausschüttung bewirken.

Wie in Tabelle 1 gezeigt, schaltet der Organismus 60-90 Minuten nach dem Training auf „Aufbau", was bedeutet, dass Trainingsreize auf jeden Fall umgesetzt werden. Es ist aber wahrscheinlich von Vorteil, wenn mit Hilfe des „Insulineffektes" zu diesem Zeitpunkt besonders viel Zucker und Aminosäuren zur Verfügung gestellt werden, da somit ein anaboleres Umfeld entsteht und außerdem auch die Verwertung von Nährstoffen nach dem Training mehr im Sinne des Sportlers erfolgt. Um so schneller wird der Körper auch anfangen, sich zu regenerieren und schnellere Regeneration bedeutet bessere Fortschritte.

Aus diesem Grund sollten direkt nach der Trainingseinheit „schnelle Kohlenhydrate" in Form von Weißbrot, Fruchtsaftschorlen, Malzbier, usw. aufgenommen werden. Wer am gleichen Tag nochmals hart trainiert („Doppelsplit"), sollte sich wegen seiner Leistungsfähigkeit beim zweiten Training besonders um die Kohlenhydratzufuhr kümmern.

Während längerem (Ausdauertraining) oder sehr intensivem Krafttraining werden neben den Kohlenhydraten außerdem Eiweißbausteine aus der Muskulatur gewissermaßen „zerstückelt". Die Leber wandelt die entstandenen Bruchstücke dann als eine Art Transformator zu Zucker um, um den Blutzuckerspiegel konstant zu halten und damit unser Gehirn auch während der Belastung ausreichend zu versorgen. Unsere „Steuerzentrale" genießt also oberste Priorität, auch während des Trainings.

Für diesen Vorgang werden vor allem sogenannte BCAA (Branched Chain Amino Acids; Verzweigtkettige Aminosäuren) herangezogen, aus denen unsere Muskeln neben dem Baustein Glutamin zu einem beträchtlichen Anteil bestehen. Die Muskeln sind somit auch ein „indirektes Zuckerreservoir". Der Körper befindet sich während langdauerndem Training in einem stark katabolen (abbauenden) Zustand. Der Prozess ist um so ausgeprägter, wenn sich der Athlet in der Wettkampfdiät oder im Übertraining befindet, oder falls wenig Kohlenhydrate gegessen werden. In der Aufbauphase spielt dieses Problem dagegen meist kaum eine Rolle.

Es stellt sich aber grundlegend die Frage nach der Aufnahme von Eiweißen direkt nach dem Training. Von ernährungswissenschaftlicher Seite geht man davon aus, dass es ausreicht, nach dem Training eine eiweiß- und kohlenhydratreiche Mahlzeit zu sich zu nehmen. Diese soll möglichst fettarm sein, um die Magenentleerung und die Nährstoffaufnahme nicht zu verzögen.

In der Praxis setzt man gerne Eiweißhydrolysate (Proteinpulver) ein. Diese sind zur möglichst schnellen und hochgradigen Aufnahme aus dem Darm in den Körper schon „künstlich vorverdaut". Manchmal werden auch besonders kurzkettige Peptide, also sehr kurze Eiweißbruchstücke genutzt, weil hier die Resorption und die Menge an zugeführtem Protein nochmals gesteigert werden kann.

Alles schön und gut, das Problem ist nur, dass zwischen Darm und Muskulatur die Leber als „Filter" geschaltet ist. Das heißt „mehr ist besser" bringt einen beim Eiweiß nicht unbedingt weiter. Das Übermaß an Aminosäuren wird in der Leber nämlich größtenteils abgefangen, abgebaut und ausgeschieden, der Eiweißblutspiegel nach der Leber, der ja eigentlich die Muskeln beliefern soll, bleibt fast unverändert [3]! Genauer gesagt, werden die Eiweißbausteine aus dem Proteindrink von ihrem wichtigsten muskelaufbauenden Bestandteil (dem Stickstoff, siehe im Abschnitt über die Eiweißzufuhr) befreit und die „Reste" können dann zur Energieproduktion herangezogen werden, wie die Kohlenhydrate (deswegen zählen ja auch die Eiweißkalorien). Nur sind Eiweißkalorien nach dem Training nicht so effektiv, weil sie erst einen „Umweg" gehen müssen. Was nützt es also, wenn man nach dem Training einen riesigen Proteindrink schlürft und davon kommt kaum etwas in den Muskelzellen an?

Nach dem Training spielt also neben einer schnellen Resorption in den Körper auch die Qualität der Eiweißquelle eine Rolle, nicht so sehr die Menge. Schnell verdauliche und fettarme tierische Eiweißquellen, bzw. bestimmte Kombinationen aus pflanzlichen und tierischen Proteinquellen (z.B. Kartoffeln und Ei) sind hier das Mittel der Wahl. Wer außerdem in den Mahlzeiten vor dem Training genügend Eiweiß, Kohlenhydrate und Kalorien verzehrt, befindet sich in der Regel auf der sicheren Seite.

Für Sportler, die jeden möglichen Vorteil nutzen möchten, könnten Molkenproteinkonzentrate eine gute Alternative darstellen. Zum einen ist das Protein nämlich sehr hochwertig, zum anderen enthalten sie größere Mengen der schon genannten verzweigtkettigen Aminosäuren (BCAA) und drittens kurbeln sie den Eiweißaufbau sehr stark an [17].

Die verzweigtkettigen Aminosäuren haben den großen Vorteil, dass die Leber sie im Gegensatz zu anderen Eiweißbausteinen nicht abbauen kann, weil ihr das nötige Werkzeug fehlt. Das heißt, ihre „Filterfunktion" versagt hier. Die BCAA können deswegen direkt zur Muskulatur wandern und stehen dort schnell zur Verfügung. Nach einer eiweißhaltigen Mahlzeit entfallen 70 % des nicht von der Leber herausgefilterten Proteins im Blut auf die verzweigtkettigen Aminosäuren [3]. In den USA gibt es übrigens einen regelrechten Molkenproteinkult. Hier werden aber mehr sogenannte Proteinisolate als -konzentrate genutzt (einige Prozent mehr Eiweiß, etwas weniger Milchzucker und Fett). Diese sind natürlich auch grundsätzlich teurer. Im „Handbuch Nahrungsergänzungen" (Novagenics-Verlag 1999) heißt es zu diesem Thema sehr richtig: „Keine wissenschaftliche Studie belegt eindeutig, dass dieses teure Molkenprotein im Vergleich mit anderen Proteinen zu einem beschleunigten Muskelwachstum bei Kraftsportlern führt." [16]. Das heißt für die Praxis: Entschließt sich jemand für den Einsatz eines Molkenproteinpulvers, muss den teureren Isolaten nicht unbedingt der Vorzug gegeben werden.

Weil das Thema gerade angeschnitten wurde: Gibt es für alle möglichen Effekte von Supplementen im Sport überhaupt wissenschaftliche Untersuchungen? Es existieren in der Tat zahlreiche Studien zum Thema Sporternährung und Ergänzungen, wobei die Ergebnisse durchaus unterschiedlich sind. Wer sich hier näher informieren möchte, sei auf die entsprechende Fachliteratur verwiesen [18-22]. Diese Frage kann derzeit nicht befriedigend beantwortet werden. Der einzelne Sportler ist also auf sich selbst gestellt und wird experimentieren müssen, welche Methoden für die eigene Person geeignet sind. Das ist im Sport aber schon fast historisch begründet.

Bleibt noch zu klären, welche Mengen an Nährstoffen in der Phase nach dem Training aufgenommen werden sollten. Lassen wir dazu jemand aus der Szene zu Wort kommen: Der Bodybuilding-Fachautor Jerry Brainum schlägt vor, nach dem Training eine Kombination aus einem Gramm Kohlenhydraten pro Kilogramm Körpergewicht in Verbindung mit Protein zu verzehren. Für einen 100 Kilogramm schweren Athleten würde das bedeuten, direkt nach dem Training z.B. ca. 125 Gramm weißen Reis (Trockengewicht) mit etwas Huhn zu essen, oder 0,8 Liter Orangensaft zu trinken und dazu vielleicht ein fettarmes Thunfischsandwich zu verzehren. Jerry Brainum bezieht sich dabei auf eine Studie [23], die zeigen konnte, dass die Speicherung von Kohlenhydraten in den Muskeln durch die kombinierte Aufnahme von Protein und Kohlenhydraten um 40 % stärker ausfiel, als wenn nur Kohlenhydrate allein gegeben wurden. Durch Zucker und Aminosäuren zusammen kam nämlich eine insgesamt höhere Insulinproduktion zustande.

Was das bedeutet, ist ja inzwischen klar: Der Körper wird auf „Speichern" programmiert. Und das gilt für Kohlenhydrate (Glykogen), genau wie für Aminosäuren (Eiweißaufbau/Muskelaufbau) und Fett (Körperfettspeicherung). Nur besteht direkt nach dem Training der Vorteil, dass der Aufbau von Körperfett kaum ins Gewicht fällt, da ja zuerst die Muskeln beliefert werden müssen. Ein stärkerer Glykogenaufbau durch eine kombinierte Kohlenhydrat-Proteinmahlzeit konnte aber nicht in allen Studien bestätigt werden (ein Beispiel siehe [24]). Trotzdem spricht aus praktischer Sicht einiges für gezielte Nachtrainingsmahlzeiten [72]; auch in einer anderen Studie an Kraftsportlern, denen unmittelbar nach dem Training ein Gramm Kohlenhydrate pro Kilogramm Körpergewicht verabreicht wurde, fand man einen gebremsten Abbau von Muskelprotein und ein insgesamt anaboleres Körpermilieu [25].

Wem das noch zu wenig ist, bitteschön: Chris Aceto, Ehemann der erfolgreichen Ms. Olympia-Wettkämpferin Laura Creavalle, Trainings- und Ernährungsberater vieler Profis (zum Beispiel Jay Cutler) und nebenbei wissenschaftlich im Fach Ernährung ausgebildet, gibt folgende Empfehlungen: Für die Maximierung der Muskelregeneration und die Minimierung der Fettspeicherung während der Diät ist es laut Aceto günstig, an bestimmten Tagen die gesamte Kohlenhydratzufuhr vor und nach dem Training zu sich zu nehmen. Dadurch bleibt der Insulinspiegel niedrig und es wird mehr Fett verbrannt. In der Aufbauphase leistet nach seiner Ansicht hingegen eine Kombination aus 1,5 Gramm Kohlenhydraten und 0,4 Gramm Protein pro Kilogramm Körpergewicht gute Dienste.

Die Sportwissenschaft empfiehlt andererseits, in der „erweiterten Nach-belastungsphase" (d.h. bis sechs Stunden nach dem Training) ausschließlich auf eine durchschnittliche Kohlenhydratzufuhr von 25 Gramm pro Stunde zu achten [12]. Ob man diese 150 Gramm „Carbs" [26] verteilt oder mit einer einzigen Mahlzeit verzehrt, ist offensichtlich egal. In jedem Fall sollten während dieser Phase auch noch nicht zu viel Fett und Ballaststoffe gegessen werden, da die Aufnahme anderer dringend benötigter Nährstoffe vielleicht verzögert würde. In der „späten Nachbelastungsphase" (6-24 Stunden nach dem Training) ist laut Sportmedizin dann die bei den Ernährungsgrundla-gen schon vorgestellte, kohlenhydratbetonte Basiskost angebracht.

Eine Übersicht über die wichtigsten Mahlzeiten um die Trainingseinheit mit Beispielen findet sich in Tabelle 2b. Alle Angaben sollten übrigens nicht als strenge Regeln gehandelt werden, für die es keine Ausnahme gibt, son-dern eher als Orientierungshilfe und Experimentiergrundlage.

Jeder Athlet sei zum Experimentieren mit unterschiedlichen Mengen ver-schiedener Kohlenhydrat- und Eiweißquellen angehalten, um für sich das Optimum herauszufinden.

Ein Beispiel für die individuell unterschiedliche Reaktion auf solche Emp-fehlungen ist die Sache mit den „schnellen" Kohlenhydraten vor dem Trai-ning und der Angst einzelner Sportler, sie könnten dadurch den berühmten Hungerast erleiden. Wer dabei Bedenken hat, dem sei eine Stellungnahme von Professor Dr. Peter Stehle vom ernährungswissenschaftlichen Institut in

Tab. 2b Gestaltung wichtiger Mahlzeiten zur Förderung der Erholung und Trainingsleistung in der Aufbauphase

Zeitrahmen	Mahlzeitenbeispiel (100 kg KG)
3-4 Stunden vor dem Training Eiweiß- und fettarme Mahlzeit mit mit 80-120 Gramm Kohlenhydraten	300 Gramm gekochte Spaghetti, fettarme Tomatensoße und 0,25 Liter Orangensaft (ca. 80 g KH), evtl. zusätzlich 125 Gramm rote Grütze mit halbem Becher Joghurt (1,5 % Fett, ca. 40 g KH)
1 Stunde vor dem Training Eine kleinere Portion (25-50 Gramm) „schnelle" Kohlenhydrate	250-500 ml Fruchtsaft, Limonade oder 125-250 Gramm Banane
15-30 Minuten vor dem Training 0,3-0,5 Liter Flüssigkeit (sollte kein Coffein- oder Alkohol enthalten)	Mineralwasser, Fruchtsaftschorlen, Sportlergetränke
Direkt nach dem Training 1-1,5 Gramm schnelle Kohlenhydrate pro kg Körpergewicht, plus ca. 0,4 Gramm leichtverdauliches Protein pro kg Körpergewicht	100 Gramm Honigpops mit 0,4 Litern Magermilch und einem gehäuften EL Molkenprotein (110 g KH, 35 g EW), evtl. noch 0,4 Liter Multivitaminnektar mit Wasser verdünnt (ca. 45 g KH)
Erweiterte Nachbelastungsphase Bis 6 Stunden nach Trainingsende mindestens 150 Gramm Kohlenhydrate (25 g pro Stunde)	250 Gramm Tomaten-Gurkensalat mit Roggenbrot, 400 Gramm Wildreis mit Mango-Curry-Soße, 250 Gramm Obstsalat (150 g KH, 25 g EW, 25 g F)

Man beachte, dass die Mahlzeitenportionen auf 100 Kilogramm Körpergewicht bezogen sind. Jemand, der nur die Hälfte wiegt, halbiert diese bei den Mahlzeiten 1 und 4 entsprechend (EW = Eiweiß, KH = Kohlenhydrate, F = Fett, EL = Esslöffel).

Bonn (Sporternährungsbeauftragter der DGE) ans Herz gelegt: „Der früher oft befürchtete nachteilige Effekt einer überschießenden Insulinfreisetzung nach Zuckerzufuhr und dem damit verbundenen Risiko eines Absinkens des Blutglucosespiegels unter den Ausgangswert, muss heute etwas modifiziert diskutiert werden: Es hat sich gezeigt, dass unter körperlicher Belastung die Auswirkungen von Insulin auf den Glucosespiegel bedeutend weniger ausgeprägt sind und somit eine Hypoglycämie (Hungerast, niedriger Blutzuckerspiegel, d. Verfasser) eigentlich nicht zu erwarten ist." [7].

Etwas verständlicher: Wer vor dem Training „schnelle" Kohlenhydrate beispielsweise in Form von Coca Cola zu sich nimmt, muss normalerweise keine Befürchtungen haben, dass der Blutzuckerspiegel und die Trainingsleistungen während der Belastung absacken. Andererseits gibt es immer wieder Erfahrungen mit Sportlern, die damit eben doch Probleme haben. Da bleibt nur eines: Ausprobieren!

2.3 Die letzte Mahlzeit des Tages

Wenden wir uns im Zusammenhang mit dem Training nun noch der letzten Nahrungsaufnahme vor dem Schlafengehen zu. Sie findet in der wissenschaftlichen Literatur meist wenig Beachtung, in der Praxis wird sie dagegen kontrovers diskutiert: Manch einer verzehrt in der Hoffnung, quasi „über Nacht" Masse aufzubauen große Mengen Kalorien in Form verschiedenster Lebensmittel oder Nahrungsergänzungen. Andere nehmen die letzte Mahlzeit möglichst früh ein, um die Fettverbrennung zu maximieren. Der Erste isst Kohlenhydrate, der Zweite vor allem Eiweiß, der Dritte beides. Was ist richtig? Prinzipiell alles, denn welche Strategie man wählt, hängt sehr stark von der individuellen Zielstellung und Voraussetzung ab.

Dies soll anhand eines Beispiels verdeutlicht werden: Ein 85 Kilogramm schwerer Mensch verbrennt im Schlaf pro Stunde durchschnittlich 78 Kilokalorien (kcal). Das sind bei acht Stunden Schlaf immerhin etwa 600 kcal. Da der Energieverbrauch in Ruhe zu 80 % über die Körperfettspeicher abgedeckt wird (mehrstündiger Abstand zur letzten Mahlzeit wichtig, siehe Abb. 6), kann man folgende Rechnung anstellen: Ein Gramm Körperfett ent-

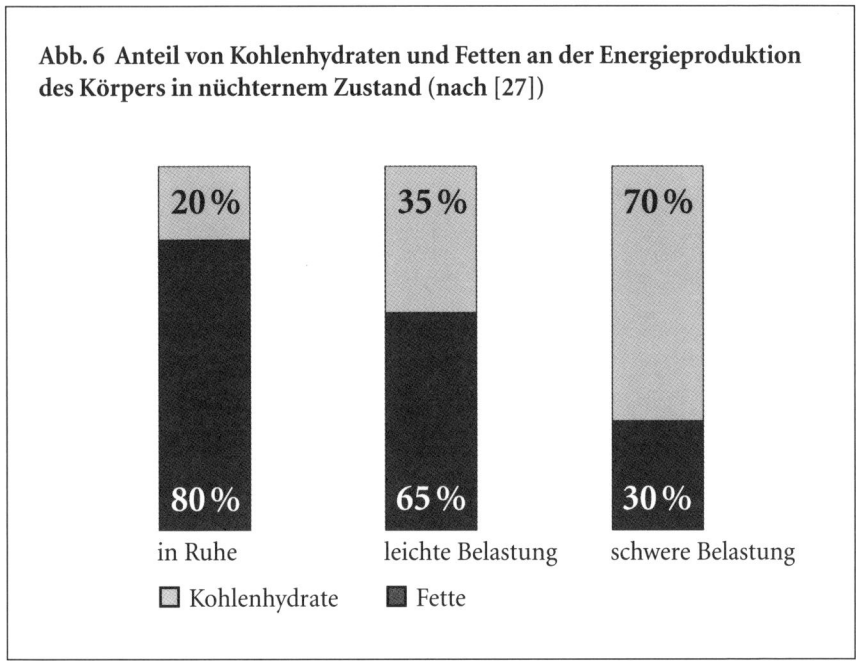

Abb. 6 Anteil von Kohlenhydraten und Fetten an der Energieproduktion des Körpers in nüchternem Zustand (nach [27])

20 %	35 %	70 %
80 %	65 %	30 %
in Ruhe	leichte Belastung	schwere Belastung

☐ Kohlenhydrate ■ Fette

spricht ungefähr 9 kcal. (wenn man den Wassergehalt von Fettgewebe nicht berücksichtigt). Mit 85 Kilogramm Körpergewicht könnte also auf eine Verbrennung von ca. 55 Gramm Körperfett pro acht Stunden Schlaf spekuliert werden. Manchen mag das sehr mager vorkommen, deswegen folgender Vergleich: Dieselbe Person würde bei einer halben Stunde Radergometerfahren mit niedriger Intensität ("Fettverbrennungstraining") durchschnittlich etwa 25 Gramm Körperfett umsetzen (berechnet auf Datenbasis des sportmedizinischen Institutes der Universität Paderborn).

Natürlich sind das nur Durchschnittswerte, denn das Ausmaß der Fettverbrennung in Ruhe und beim Training wird deutlich vom Geschlecht, von der Muskelmasse, von Kondition und Sportart, dem Zeitpunkt der letzten Mahlzeit und weiteren Faktoren beeinflusst. Je mehr Muskelmasse unsere Beispielperson hat, desto mehr Fett wird sich für sie umsetzen lassen und umgekehrt. Dass gerade nachts besonders effektiv Fett verbrannt wird, hat folgende Ursache: Die Nacht ist für die meisten Personen die längste mahlzeitenfreie Periode innerhalb des gewöhnlichen 24-Std.-Zyklus. Aufgrund dieser Bedingungen herrscht ein besonders „fettschmelzendes" hormonelles Umfeld, denn Fastenzeiten sind genau die Situation, für die der Fettspeicher entworfen wurde.

Soll das jetzt heißen, niemand braucht mehr aerobes Training, da man das Fett sozusagen auch im Schlaf loswerden kann? Natürlich nicht, es soll lediglich verdeutlicht werden, dass die Länge der Nacht (im Gegensatz zu vielen kommerziellen „Fatburnern") ein effektiver, natürlicher Fettverbrenner ist. Wir werden im Kapitel Wettkampfvorbereitung und Diät nochmals darauf zurückkommen.

Bezüglich des hormonellen Umfeldes steigt nachts der Wachstumshormonspiegel an und begünstigt so die Fettverbrennung, zusätzlich helfen die im nüchternen Zustand niedrigen Insulinspiegel. Wachstumshormon hat außerdem muskelerhaltende (antikatabole) Eigenschaften. Der hohe nächtliche Spiegel dieses Hormons hängt zum einen mit den geringen Blutzucker- und Insulinspiegeln zusammen, zum anderen mit einem natürlichen Rhythmus, der sogenannten zirkadianen Rhythmik. Weiterhin steigen in den frühen Morgenstunden beispielsweise auch die Spiegel von Cortisol und Testosteron [14,28]. Insgesamt also ein recht interessantes hormonelles Umfeld.

Nun könnte der eine oder andere Leser vermuten, dass die letzte Mahlzeit des Tages Einfluss auf diese Geschehnisse nimmt. Dies ist nicht eindeutig zu beantworten. Isst man sehr spät noch größere Mengen an Kohlenhydraten, wird das die natürliche Wachstumshormonausschüttung zwar beeinflussen oder verzögern, kaum aber gänzlich ausschalten. Allerdings stellt der Organismus dann den Stoffwechsel der Kohlenhydrate in den Vordergrund und wendet sich erst später dem Körperfett zu. Wer außerdem nicht mitten in der Nacht aufsteht und eine reichliche Mahlzeit verzehrt, wird auch wenig Gelegenheit haben die Cortisol- und Testosteronausschüttung zu beeinträchtigen. Anfang der neunziger Jahre erschien in diesem Zusammenhang einmal ein Artikel in der SPORTREVUE [29], der nächtliche Mahlzeiten zur Maximierung des Muskelaufbaus propagierte. Ob solche Maßnahmen sinnvoll sind, darüber kann man wohl diskutieren. Jedenfalls herrscht im Bodybuilding bezüglich der natürlichen nächtlichen Hormonausschüttung oft eine gewisse „Alles-oder-Nichts-Mentalität". Das eine Lager führt sich vor dem Schlafengehen die verschiedensten Nahrungsmittel oder Mahlzeitenersatzpulver zu. Von der anderen Seite wird eine Spätmahlzeit dagegen zum groben Ernährungsfehler erhoben, weil man das „wertvolle" Hormonmilieu ja zerstört. Muskelaufbau und Fettabbau werden überdies von geschäftstüchtigen Herstellern als unerreichbar dargestellt, wenn man nicht nüchtern zu Bett geht und dazu einen teuren GH-Releaser (eine Substanz, welche die Ausschüttung von Wachstumshormon über den Schlafreiz hinaus steigern soll) einnimmt, dessen Wirkung meist nicht im entferntesten bewiesen ist. So etwas fällt weniger in die Kategorie der Physiologie, sondern mehr in den Bereich der Marketingstrategien.

Trotzdem können Athleten die Schlafperiode in vielfältiger Hinsicht für ihre Zwecke einsetzen. Normalerweise ist es selbst für Bodybuilder in der Aufbauphase ratsam, die Nacht als „natürliche" Fettverbrennungsphase zu nutzen, sozusagen als Gegengewicht zum Nahrungsüberschuss am Tag. Oft lässt sich auf diese Weise der Muskelaufbau optimieren und man setzt nicht zu viel Fett an. Etwas Protein vor dem Schlafengehen zuzuführen, ist dagegen sicherlich günstig. Zum einen wird „Material" für einen potenziellen Muskelaufbau zur Verfügung gestellt, zum anderen dient das Nahrungseiweiß als Abbauschutz für die vorhandene Muskulatur [73]. Abbildung 6 zeigt deutlich, dass in Ruhe und nüchternem Zustand immer ein gewisser Anteil an Kohlenhydraten verbrannt werden muss, um den Fettstoffwechsel in Gang zu halten und das Gehirn und andere Gewebe mit Traubenzucker versorgen zu können.

Sind die Kohlenhydratspeicher der Leber leer, muss der Körper selber Zucker für das Gehirn „bauen". Dazu nimmt er – wir wissen es schon – unter anderem Eiweißbausteine aus den Muskeln und baut sie in Zucker um. Den Glykogenspeicher der Muskulatur kann er statt dessen leider nicht heranziehen, denn wenn Kohlenhydrate einmal dort eingelagert sind, können sie nicht mehr ins Blut zurück. Dies auch dann nicht, wenn das Gehirn dringendst Zucker braucht. Im Bodybuilding ist es deswegen zur Zeit üblich, vor dem Schlafengehen langsam verdauliche Proteine zu essen, um die Muskeln vor einem möglichen nächtlichen „Raubbau" zu schützen. Beliebt sind vor allem sogenannte Casein-Eiweiße, wie sie im Speisequark reichlich vorkommen. Diese werden durch den trägen Verdauungsprozess nur sehr allmählich an das Blut abgegeben [30] und dienen als langfristiger Eiweiß- und Energiespender über viele Stunden.

Quark selbst wird von Bodybuildern manchmal nicht gern verzehrt, da ja pro 250 Gramm neben 30 Gramm Eiweiß, auch einige Kohlenhydrate (stattliche 9-10 Gramm) enthalten sind. Dabei ist es Milchzucker, der den Insulinspiegel kaum beeinflusst. Allerdings argumentieren viele Bodybuilder, Milchprodukte schwemmen das Unterhautgewebe auf (machen „puffy") und verwischen so die Muskelkonturen. Statt dessen wird lieber ein Eiweißpulver auf Caseinbasis gekauft, das natürlich im Verhältnis viel teurer als Speisequark ist. Den Preis für 250 Gramm Magerquark zu unterbieten, dürfte auch recht schwierig werden. Übrigens betrifft das „Aufschwemm-Problem" nicht alle Athleten und keiner weiß so recht, ob es durch den Milchzucker, das Milcheiweiß oder andere Bestandteile hervorgerufen wird. Wissenschaftlich untersucht ist diese Problematik jedenfalls nicht.

Ob die Eiweißquelle unbedingt Quark sein muss, sei dahingestellt, schließlich gibt es auch andere langsam verdauliche Eiweißquellen. Quark hat aber noch den Vorteil, dass er eine relativ gute L-Glutaminquelle ist. Der Eiweißbaustein L-Glutamin macht immerhin 60 % der in der Muskulatur vorkommenden Eiweißbestandteile aus und könnte besonders für Sportler eine wichtige Rolle spielen [31]. Alles in allem kann die Portion Quark vor dem Zubettgehen für Bodybuilder also reinen Gewissens befürwortet werden.

Für jemanden, der Schwierigkeiten mit dem Aufbau hat, ist es strategisch vielleicht günstiger, bei der letzten Mahlzeit auch mehr Kohlenhydrate zu essen. Die Glykogensynthese läuft mit optimaler Geschwindigkeit, wenn pro geschlafener Stunde etwa 25 Gramm Kohlenhydrate zugeführt werden [32]. Bei acht Stunden Schlafzeit sollte die letzte Mahlzeit vor dem Zubettgehen also maximal 200 Gramm Kohlenhydrate enthalten. Ausdauersportler nutzen diese Vorgehensweise beim Glykogen-Laden. Wir werden in späteren Kapiteln sehen, dass überschüssige Kohlenhydrate entgegen einer weitläu-

Tab. 3 Gezielte Mahlzeiten für die Schlafphase

Zielstellung	Maßnahme	Mahlzeitenbeispiel
Muskelaufbau Starke Neigung zum Fettansatz	Proteinquelle 30-60 Min. vor dem Schlafengehen, möglichst wenig Kohlenhydrate und Fett.	250 g Magerquark oder Eiweiß-shake (ca. 30 g Protein mit ent-rahmter Milch).
Leichte Neigung zum Fettansatz	Proteinquelle mit einigen Koh-lenhydraten 30-60 Min. vorm Schlafengehen, wenig Fett.	250 g Quark mit Früchten oder 50 g Vollkornreis (Trockenge-wicht) mit Gemüse, Tomaten-soße und Hühnerbrust.
„Hardgainer"	Vollständige Mahlzeit 60-120 Minuten vorm Zubettgehen. Vor dem Fettanteil stets zuerst Kohlenhydratanteil erhöhen.	Weight-Gain-Shake (100-200 g Pulver in 1,5 % od. 3,5 % Milch oder Aufbaushakes mit Milch, Quark, Eiscreme, Obst).
Fettabbau Starke Neigung zum Fettansatz	Nächtliche Fastenperiode lan-ge ausdehnen, ggf. 12 Stunden. Letzte Mahlzeit möglichst früh am Abend einnehmen, ausrei-chend Protein zuführen.	Spezielle Nachtmahlzeit entfällt
Leichte Neigung zum Fettansatz	Wegen der längerfristig negati-ven Energiebilanz Protein 30-60 Min. vorm Schlafengehen verzehren. Möglichst wenig Kohlenhydrate und Fett. Evtl. nächtliche Fastenperiode aus-dehnen.	250 g Magerquark oder Eiweiß-shake (ca. 30 g Protein).
„Hardgainer"	Reichlich Protein mit einigen komplexen Kohlenhydraten 30-60 Min. vorm Schlafenge-hen, möglichst wenig Fett.	200 g Hühnerbrust oder 300 g Kabeljau (50 g Protein) mit reichlich gedünstetem Gemüse.

Zielstellung	Maßnahme	Mahlzeitenbeispiel
Maximierung der Glykogenspeicher vor einem Wettkampf	Pro Stunde Schlaf ca. 25 g Kohlenhydrate zuführen. Bei 8 Stunden Schlaf: 200 g	200 g Kohlenhydrate entsprechen z.B. 250 g Vollkornbrötchen mit 0,8 Litern Orangensaft oder 300 g gekochten Eiernudeln mit 100 g Tomatensoße und 1 Liter Fruchtsaft oder 200 g (80 % Kohlenhydrate-) Weight-Gainer in 0,6 Litern Magemilch.

figen Meinung nicht im gleichen Maße wie Nahrungsfett zu Übergewicht führen, weshalb diese Strategie phasenweise ohne Probleme eingesetzt werden kann.

Nur Athleten, die besonders schwer aufbauen (sog. Hardgainer), sollten vor dem Schlafengehen größere Mengen an Eiweiß, Kohlenhydraten und Fett zusammen verzehren. Wer keinen extrem guten Stoffwechsel hat, kann nämlich nicht davon ausgehen, dass das Eiweiß und die Kohlenhydrate verbrannt oder Überschüsse davon als fettarme Masse gespeichert werden, während überflüssiges Nahrungsfett in die Reservepölsterchen wandert.

Wie steht es aber mit der Kombination aus Eiweiß und Fett, wie sie für die „Anabole Diät" (siehe im Muskelaufbau-Kapitel) in Frage kommt? Man kann davon ausgehen, dass die Fettverbrennung bei dieser Kostform ungestört abläuft und solange keine positive Kalorienbilanz besteht, werden auch die Fettpolster nicht zunehmen. Nur wird für jedes Gramm Nahrungsfett, das der Körper verstoffwechseln muss, kein Körperfett eingeschmolzen, welches sonst herangezogen würde. Einen sonderlichen Vorteil bringt diese Kombination also offensichtlich nicht. Auch für den Aufbau ist sie nicht unbedingt die geeignete Strategie, was an späterer Stelle noch gezeigt wird.

Tabelle 3 gibt nochmals einen Überblick über verschiedene Möglichkeiten, die Schlafphase mit Hilfe gezielter Mahlzeiten für die Erreichung eigener Ziele einzusetzen. Der Leser kann sich aus diesen Informationen leicht ableiten, welche Strategie für ihn am ehesten einen Vorteil bringen mag und sei – mancher mag es schon ahnen – zum Experimentieren angeregt. In der Regel wird es den meisten Sportlern entgegenkommen, zu später Stunde keine großen Mahlzeiten mehr essen zu müssen und die Nacht dem Fettabbau zugute kommen zu lassen.

Für Personen, welche die Spätmahlzeit gerne zum Aufbau oder „Carb-Loading" testen möchten, sei hier noch eine Warnung angebracht: Es kann ziemlich unangenehm sein, vor dem Schlafengehen zu große Nahrungsmengen zu bewältigen. Erfahrungsgemäß ist es günstiger, eine kleinere Mahlzeit mit einem flüssigen Kalorienträger zu kombinieren und sie bereits ein bis zwei Stunden vor dem Zubettgehen einzunehmen. Dadurch treten weniger Probleme auf. Auch sollte man sich an entsprechende Portionen langsam herantesten. Dabei gilt: Beim Ausprobieren kann immer einmal etwas nicht so laufen, wie man es sich vorstellt. Also, gelassen bleiben und genügend Zeit nehmen!

2.3.1 Fazit

Weil nachts ein besonderes Hormonumfeld herrscht und man normalerweise lange nichts isst, kann dieser Zeitraum besonders effektiv zur Fettverbrennung genutzt werden. Etwas langsamverdauliches Protein vor dem Schlafengehen zu sich zu nehmen hilft, die Muskulatur zu bewahren und stellt Baustoff für die Eiweißsynthese bereit.

Für Hardgainer kann die Schlafphase mit Hilfe der richtigen Mahlzeitenzusammenstellung auch sehr effektiv zum Aufbau eingesetzt werden. Athleten können diesen Zeitraum auch zum Kohlenhydrate-Aufladen nutzen, da pro Stunde etwa 25 Gramm Glykogen gespeichert werden können.

2.4 Die Proteinzufuhr

Bevor die Ernährungsprinzipien der Diät- und Aufbauphase Gegenstand der Diskussion sein sollen, sei hier noch ein kurzer Exkurs in Richtung

Muskelaufbau und Eiweißzufuhr gestattet. Die Proteinzufuhr ist im Sport allgemein, besonders aber im Bodybuilding ein stets kontrovers behandeltes Thema.

Von offizieller Seite (D.A.CH.-Gesellschaft) wird für den körperlich aktiven Menschen eine tägliche Proteinzufuhr von 0,8 Gramm pro Tag und Kilogramm Körpergewicht gefordert [4]. Dies würde bedeuten, dass 8-10 % der täglichen Kalorienzufuhr auf eiweißhaltige Lebensmittel entfallen, bzw. ein 100 Kilogramm schwerer Athlet am Tag 80 Gramm Eiweiß aufnehmen müsste. Diese Angabe stützt sich auf Bilanzstudien, die zeigen konnten, dass auch bei erhöhter körperlicher Aktivität kein vermehrter Proteinbedarf besteht. So wurde in wissenschaftlich einwandfrei durchgeführten Untersuchungen nachgewiesen, dass durch eine Zufuhr von 2,5 Gramm Eiweiß pro Kilogramm Körpergewicht und Tag keine Änderung des Gesamteiweißumsatzes und auch bei stark belastendem Training keine Erhöhung von Muskelmasse und Kraft bewirkt werden konnte (z.B. [33]). Die tatsächliche Proteinzufuhr liegt in der Bundesrepublik aber zwischen 12 und 14 % der täglichen Kalorien, so dass der Eiweißbedarf des Athleten auf jeden Fall gedeckt zu sein scheint (siehe Abb. 7).

Auch die Deutsche Akademie für Ernährungsmedizin gibt sich relativ zurückhaltend [7]. So wird argumentiert, dass eine extrem hohe Eiweißzufuhr von mehr als 4 Gramm pro Kilogramm und Tag auch für Kraftsportler mit maximal gesteigerter Proteinsyntheserate keine Vorteile bringt. Diese Vorgabe gilt jedoch nicht, wenn ein Sportler Anabolika nimmt. Für „saubere" Sportler wird ein maximaler Bedarf von 1,1 bis 1,2 Gramm Eiweiß pro kg Körpergewicht und Tag zugrundegelegt. Außerdem fordert man, diese Menge verstärkt über pflanzliche Eiweißquellen zu decken. Auch amerikanische Studien tendieren für jüngere und ältere Athleten hinsichtlich der Proteinzufuhr zu Empfehlungen in dieser Größenordnung [34-36].

Eine neuere, wenn auch kleinere Untersuchung, welche die Eiweißzufuhr von fortgeschrittenen Bodybuildern im Vergleich zu anderen Sportlern untersuchte kam ebenfalls zu dem Schluss, dass eine Eiweißzufuhr von etwa 1,26 Gramm pro kg Körpergewicht und Tag bei Kraftsportlern für den Muskelaufbau ausreicht [37]. Um noch eine letzte Quelle hinzuzuziehen, soll der

Ernährungsmediziner Professor Hans Konrad Biesalski vom Institut für biologische Chemie und Ernährungswissenschaft der Universität Hohenheim bemüht werden [3]. Er führt an, dass eine gesteigerte Eiweißzufuhr wohl zu einem erhöhten Muskelproteinumsatz führt, was jedoch nicht automatisch mit einem Muskelzuwachs gleichzusetzen ist. Außerdem wird argumentiert, dass entgegen älteren Erkenntnissen strenggenommen nur zwei Eiweißbausteine (Lysin und Threonin) wirklich mit der Nahrung zugeführt werden müssen und nicht acht, wie bisher angenommen. Dies gilt natürlich nur für gesunde Menschen, die darüber hinaus genügend Kalorien aufnehmen.

Wie man sieht, sind die Ansichten auf wissenschaftlicher Ebene ziemlich einheitlich. Da sollte doch einmal die Frage gestellt werden, warum um das Protein in der Praxis eigentlich soviel Aufhebens gemacht wird.

Nun, Eiweiße oder auch Proteine, wie sie wissenschaftlich heißen, sind aus verschiedenen Bausteinen, den Aminosäuren aufgebaut. Etwa wie eine Perlenkette aus unterschiedlich gefärbten Perlen. Obwohl Proteine lebensnotwendig sind und überall im Körper vorkommen, wollen wir uns hier auf die Skelettmuskeln beschränken, denn die sollen ja in erster Linie vergrößert werden. 70-80 % der freien Aminosäuren befinden sich in den Skelettmuskeln. Das Hauptmerkmal der Aminosäuren ist, dass sie das chemische Element Stickstoff besitzen. Normalerweise werden pro Tag durchschnittlich 75 Gramm Muskeln auf- und wieder abgebaut. Das bedeutet, es wird genauso viel Stickstoff in die Muskeln hineingebracht, wie der Körper wieder herausnimmt. Man nennt das eine ausgeglichene Stickstoffbilanz.

Durch schwere Langhantelcurls erhält z.B. der Bizeps die Information, mehr Stickstoff zu speichern. Der Muskel wird dann nämlich größer und stärker. Das Ziel eines jeden Muskelaufbaus ist also vorrangig, mehr Stickstoff in die Muskeln hineinzubekommen – eine positive Stickstoffbilanz zu erzielen (= Anabolismus). Das ist unter anderem auch der Weg, über den Anabolika funktionieren. Wenn ein Athlet Anabolika nimmt, hat er deswegen in der Tat auch einen erhöhten Eiweißbedarf.

Das Gegenteil, die negative Stickstoffbilanz bedeutet, dass mehr Stickstoff aus den Muskeln ausgebaut wird, als hereinkommt: Man ist katabol (abbauend), die Muskeln werden kleiner. Nun kann man auch die Argumente von

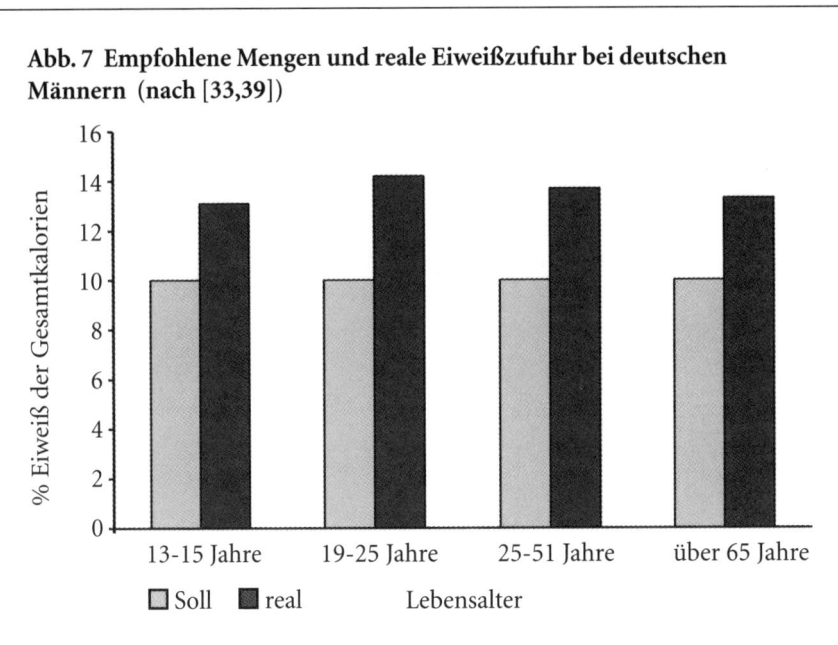

Abb. 7 Empfohlene Mengen und reale Eiweißzufuhr bei deutschen Männern (nach [33,39])

Empfohlene Mengen (Soll) und reale Eiweißzufuhr (real) bei deutschen Männern. Bei den Frauen ist die Situation ähnlich.

Professor Biesalski besser verstehen: Bloß weil durch eine hohe Eiweißzufuhr mehr Stickstoff in die Muskeln ein- und wieder ausgebaut wird (= erhöhter Muskelproteinumsatz), heißt das noch lange nicht, dass der Muskel auch massiger wird, denn er soll den Stickstoff ja zurückbehalten. Wie im vorherigen Kapitel schon gezeigt wurde, sitzt nämlich die Leber als Eiweißfilter zwischen Darm und Muskeln und scheidet Stickstoffüberschüsse über die Nieren einfach aus. Das was von den Aminosäuren dann übrigbleibt, wird in Form von Kalorien verwertet, oder zum Aufbau anderer Bausteine herangezogen. Nur mehr Eiweiß zu essen bedeutet also nicht automatisch, auch Muskeln aufzubauen. Auch nicht in Verbindung mit hartem Training.

Wie bekommt man aber die Stickstoffbilanz nun positiv, offensichtlich ist ein Muskelaufbau ja möglich? Das ist natürlich völlig richtig und erfahrene Bodybuilder wissen auch schon, welche Faktoren erfüllt sein müssen: Das

Eiweiß ist nur ein Teil der Gleichung, ein anderer ist das Training und ein dritter ist die Energiezufuhr.

Wer einen Muskelaufbau anstrebt, muss einfach auch genug Kalorien zuführen. Aber lassen wir Professor Biesalski noch einmal zu Wort kommen: „Die Stickstoffbilanz wird entscheidend von der Energieaufnahme beeinflusst. Bei reduziertem Energieangebot steht nicht mehr genügend Energie für den Proteinmetabolismus (= Eiweißstoffwechsel, der Verf.) zur Verfügung." [3]. Der Muskelaufbau hängt also in starkem Maße von der Kalorienaufnahme ab [38,40]. Daher sollte man sich folgendes grundsätzlich bewusst machen: Ohne genügend Eiweiß und Kalorien ist ein Muskelaufbau in größerem Umfang kaum erreichbar.

Darüber hinaus haben wir auch gleich die Antwort darauf, warum in der Wettkampfdiät ohne Anabolika trotz hoher Eiweißzufuhr und Training ein Muskelwachstum kaum möglich sein dürfte: Der dritte Faktor der Gleichung, die Kalorienzufuhr muss immer negativ sein, sonst wird nämlich kein Fettabbau erreicht! Muskelaufbau und Fettabbau sind also zwei grundverschiedene Stoffwechselsituationen, deswegen führen die meisten Bodybuilder ja auch eine jeweils getrennte Aufbau- und Diätphase durch. Außerdem: Je weniger Kalorien aufgenommen werden, desto höher sollte der Eiweißanteil in der Diät sein und umgekehrt. Wir werden darauf im Kapitel Wettkampfdiät nochmals genauer zurückkommen.

Aber, werden jetzt manche einwenden, wie steht es denn dann mit der biologischen Wertigkeit von Eiweiß, beeinflusst die nicht auch die aufzunehmenden Eiweißmengen? Dieses Argument ist sicher richtig. Je höher die Wertigkeit eines Nahrungsproteins ist, desto besser kann es der Körper in eigene Eiweißstrukturen, also z.B. Muskeln einbauen, und desto weniger braucht man insgesamt. Meistens sind tierische Eiweiße (Fisch, Fleisch, Eier) für den Körper „mehr wert", als pflanzliche Quellen (Soja, Getreide, Hülsenfrüchte). Am meisten bewährt es sich aber, tierische und pflanzliche Eiweißträger zu kombinieren (z.B. Getreide und Milch, Ei und Kartoffeln). Auf diese Weise erreicht man die höchsten Wertigkeiten überhaupt.

Was weniger bekannt ist: Die Proteinwertigkeit spielt eigentlich nur dann eine Rolle, wenn insgesamt wenig Eiweiß und Kalorien gegessen werden, wie z.B. in Ländern der dritten Welt, oder bei der berühmten Kartoffel-Ei-Diät bei bestimmten Formen von Nierenerkrankungen [41]. Wer genügend Protein isst (und das tun die meisten von uns, siehe Abb. 7) und viele verschiedene Eiweißlieferanten kombiniert, muss sich um die Eiweißwertigkeit keine Gedanken machen, auch wenn ihre Kombination einige Stunden auseinanderliegt (beispielsweise morgens ein gekochtes Ei und mittags Kartoffeln). Unter solchen Umständen kann sogar kollagenes Eiweiß, also Gelatine, die ja als sehr minderwertig gilt, die Eiweißbilanz verbessern.

Außer einer ausreichenden Kalorien- und Proteinzufuhr in Kombination mit Training gibt es aber auch noch andere Wege, um den Körper zum Zurückhalten von Stickstoff zu veranlassen: Weniger Protein essen! Jawohl, man sollte es nicht glauben. Führt man genug Kalorien zu, isst aber gleichzeitig kein oder kaum Protein, dann reduziert sich die Stickstoffausscheidung innerhalb weniger Tage auf ein Minimum [3]. Während bei zu hoher Eiweißzufuhr also eine Ausscheidung stattfindet, vermindert sich die Ausscheidung bei niedriger Zufuhr sehr stark. In den USA gibt es in verschiedenen Kraftsportlerkreisen deswegen den Trend, sogenannte Proteinzyklen zu durchlaufen. Das heißt nichts anderes, als dass diese Athleten einige Tage lang sehr wenig Protein essen und den Körper so auf „niedrige Ausscheidung" programmieren wollen. Danach folgt dann eine Art Eiweiß-Aufladephase, in der wiederum sehr viel Protein gegessen wird. Dieser Zyklus wird mehrmals wiederholt. Ob das funktioniert oder nicht, dazu kann objektiv nicht Stellung genommen werden. Dass die Eiweißausscheidung sinkt, wenn man kaum Eiweiß zu sich nimmt, ist allerdings eindeutig bewiesen.

Manche Leser werden jetzt vielleicht protestieren, weil für sie ein Weltbild zusammengebrochen ist: Was ist denn mit den Profis die jeden Tag 400, 500 oder gar 600 Gramm Eiweiß essen? Haben die etwa keine Ahnung?

Es ist stark anzunehmen, dass sich Profibodybuilder zwecks optimaler Leistung gut informieren, aber hier herrschen ganz andere Voraussetzungen. Nehmen wir den neben Günther Schlierkamp derzeit populärsten deutschen Profibodybuilder, Markus Rühl, als Beispiel: Laut einem FLEX-Interview verzehrt Herr Rühl bei einem Wettkampfgewicht von 130 Kilogramm pro Tag 300-400 Gramm Eiweiß. Wettkampfgewicht, wohlgemerkt! In einer älteren Ausgabe der SPORTREVUE fanden sich sogar Angaben von 600 Gramm und mehr am Tag. Bei einer täglichen Kalorienzufuhr von 6000-7000 kcal. darf stark vermutet werden, dass sein Körpergewicht in der Aufbauphase deutlich über den 130 Kilogramm liegt, man könnte zurückhaltend um die 150 Kilogramm schätzen. Das bedeutet, dass Herr Rühl pro Tag maximal zwei bis höchstens vier Gramm Protein pro Kilogramm Körpergewicht aufnimmt.

Wollte nun ein 75 Kilogramm schwerer Jugendlicher in der Hoffnung, auch bald so wie Markus Rühl auszusehen, eine Proteinzufuhr von 600 Gramm pro Tag nachahmen hieße das, er verzehrte bis zu 8 Gramm Eiweiß pro Kilogramm Körpergewicht, also das Doppelte. Nun, zumindest wäre die Forderung nach einer positiven Kalorienbilanz dann höchstwahrscheinlich erfüllt und jeder Supplement-Hersteller freut sich natürlich über so fleißige Kunden. Dies ist ein gutes Beispiel dafür, dass man die Situation eines Profibodybuilders nicht so einfach auf eine Normalperson übertragen kann. Das gilt für Training, Ernährung, Erholung und in der Regel auch für die Einstellung.

Die Profis sind sicherlich eine tolle Motivationsquelle, aber die Bedürfnisse eines berufstätigen Freizeitbodybuilders sind nun einmal ganz anderer Natur. Vielleicht argumentiert jetzt der ein oder andere, „aber was ist mit Ronny Coleman?" Mr. Olympia Ronnie Coleman hat seinen Job bei der Polizei in Arlington, Texas inzwischen aufgegeben und die wenigsten der übrigen Profis gehen einer geregelten beruflichen Tätigkeit nach. Der Sport steht im Mittelpunkt ihres Lebens. Außerdem muss hier natürlich auch die pharmazeutische Seite des Wettkampfbodybuildings angesprochen werden: Die parallele Nutzung von Steroidhormonen, Wachstumshormon, Insulin, Schilddrüsenhormonen, Beta-Mimetika, etc. [42] legt natürlich auch andere Nährstoffbedürfnisse zugrunde. Das wird ja selbst von wissenschaftlicher Seite teilweise eingeräumt. Für Bodybuilder, die nicht nur ihre Trainingsfortschritte im Kopf, sondern auch noch Interesse an ihrer Gesundheit haben, sind die chronisch entzündliche Darmerkrankung von Mike Francois, die Nierenprobleme von Flex Wheeler und Don Long, sowie die Herzprobleme von Lee Priest vielleicht ein Grund zum Nachdenken. Für all diese Aspekte soll hier nicht den Proteinen der berühmte schwarze Peter zugeschoben werden. Es wird lediglich prinzipiell aufgezeigt, dass Hochleistungssportler keine gute Orientierungshilfe für Freizeitathleten sind und ihre Dopingpraktiken nicht ohne Konsequenzen bleiben.

Es stellt sich somit für den Sportler zwangsläufig die Frage nach den Auswirkungen einer langfristig hohen Eiweißzufuhr. Nach den Angaben der D.A.CH.-Vereinigung gibt es für eine schädigende Wirkung einer überhöhten Eiweißzufuhr keinen direkten wissenschaftlich-experimentellen Beleg [5]. Allerdings gibt es wissenschaftlich fundierte Hinweise auf einen Zusammenhang hoher Eiweißzufuhren mit einer leichten Blutübersäuerung, negativen Effekten auf die Calciumbilanz, die Nierenfunktion und Knochengesundheit, mit bestimmten Nierensteinen und einer erhöhten Insulinresistenz. Inwieweit regelmäßig hart trainierende Sportler davon betroffen sein können, bleibt allerdings offen. Außerdem scheint es bezüglich gesundheitlich negativer Auswirkungen auch Unterschiede zwischen verschiedenen Eiweißquellen zu geben. So wird beispielsweise Fischprotein für die eiweißempfindliche Gruppe der Zuckerkranken sogar als potenziell günstig eingestuft [43]. Als sichere Obergrenze wird derzeit die Menge von zwei Gramm Eiweiß pro Kilogramm Körpergewicht und Tag angegeben [5]. Damit befinden sich die meisten Bodybuilder im ungefährlichen Bereich.

Eine Studie, die sich speziell mit negativen gesundheitlichen Effekten einer hohen Proteinzufuhr bei Bodybuildern auseinandersetzte, kam sogar zu dem Schluss, dass bis zu 2,8 Gramm Eiweiß pro Kilogramm Körpergewicht und Tag die Nierenfunktion nicht negativ beeinflussen [37]. Die Studie umfasste allerdings nur eine kleine Gruppe, so dass eine gewisse Vorsicht bei ihrer Bewertung angebracht ist.

Jedem Sportler, der sehr viel Eiweiß zu sich nehmen möchte, kann nur geraten werden, gleichzeitig sehr viel Flüssigkeit zuzuführen, um Nieren und Organismus zu entlasten. Die Nieren müssen nämlich „Überstunden leisten", wenn man bei hoher Proteinzufuhr auch noch wenig trinkt. Außerdem kann man deutliche Eiweißüberschüsse, wie sie im Rahmen bestimmter Diäten praktiziert werden, vermehrt in Form von pflanzlichen Proteinen und Fisch zu sich nehmen. Pflanzliche Eiweißlieferanten wie Soja, Hülsenfrüchte oder Getreide enthalten, genau wie Seefisch, gesundheitlich positive Wirkstoffe. Bei den großen Mengen, reichlich Abwechslung und in Kombination mit tierischen Proteinen spielt die Wertigkeit dann auch keine Rolle. Alles in allem scheint eine Eiweißzufuhr von bis zu zwei Gramm Protein pro Kilogramm Körpergewicht und Tag jedenfalls keine größeren Probleme zu bereiten. Ob sie allerdings nötig ist, muss jeder für sich selbst entscheiden.

Trotz aller Bedenken machen viele Sportler und besonders Bodybuilder mit einer hohen Eiweißzufuhr zumindest subjektiv gute Erfahrungen. Solche empirischen Werte sind nicht einfach mit wissenschaftlichen Studien wegzudiskutieren. Der Grund, warum gerade im Bodybuildingbereich die Eiweißzufuhr so betont wird, könnte nämlich auch noch ein anderer sein: Die Wahrscheinlichkeit, dass Protein in größerem Maße als Fett eingelagert wird, ist extrem gering, obwohl biochemisch durchaus möglich. Die Verbrennung von Protein wird normalerweise fortwährend der Aufnahme angepasst [44]: Wird viel Eiweiß gegessen, wird auch viel davon umgesetzt. Nun kostet die Verstoffwechselung von Eiweiß aber sehr viel Energie, es ist ein sehr „verschwenderischer" Brennstoff. Das kann man an der Wärmeabgabe messen, die nach einer sehr eiweißhaltigen Mahlzeit zustande kommt. Dieser Effekt wird als „nahrungsinduzierte Thermogenese" bezeichnet und das heißt: Die Wärmeabgabe wird nach dem Essen von viel Protein für etwa drei Stunden um 14-20 % erhöht [45], der Stoffwechsel wird beschleunigt. Außerdem scheiden die Nieren ja die Stickstoffüberschüsse aus, wobei wiederum einige Kalorien verloren gehen. Neuere Studien deuten dann in der Tat auch an, dass ein erhöhter Proteinanteil in der Diät sich günstig auf die Körperzusammensetzung auswirkt [46].

Erinnern wir uns an die Sonderstellung der Bodybuildingernährung, die ihren Grund in maximalem Muskelaufbau bei minimalem Körperfett hat: Eine hohe Eiweißaufnahme wirkt stoffwechselbeschleunigend und trägt dazu bei, den Körperfettanteil zu vermindern oder in der Aufbauphase nicht zu sehr ansteigen zu lassen. Werden in der Diät wenig Kalorien verzehrt, dient das Nahrungseiweiß als Brennstoff zum Sparen von wertvollem Muskeleiweiß. Außerdem: Wer sehr viel magere Proteinquellen verzehrt, wie es im Bodybuilding üblich ist, der nimmt automatisch weniger fett- und kohlenhydratreiche Lebensmittel zu sich. Dieser, die Körperzusammensetzung positiv beeinflussende Effekt des Proteins, dürfte eine nicht zu unterschätzende Rolle dabei spielen, warum Bodybuilder erfahrungsgemäß viel Eiweiß essen. Vom gesundheitlichen Standpunkt aus gesehen wäre es ein Kompromiss, wenn dieser Mehrverzehr in Form von pflanzlichem Eiweiß und Fisch erfolgen würde.

2.4.1 Fazit

Ziel dieser kurzen und keineswegs vollständigen Diskussion war es, dem Leser sowohl die wissenschaftliche Seite, als auch die tatsächlich gängigen Praktiken zum Thema Eiweißzufuhr vorzustellen und ihm eine gesunde Skepsis gegenüber gängigen Konzepten zu vermitteln. Eine endgültige Empfehlung kann nicht gegeben werden, es ist aber anzunehmen, dass der Eiweißbedarf des Sportlers abhängig von Kalorienzufuhr und Trainingsfaktoren irgendwo zwischen einem und zwei Gramm Eiweiß pro Kilogramm Körpergewicht und Tag liegt.

Die günstigste Methode besteht wahrscheinlich darin, die vielgerühmte „goldene Mitte" für sich zu wählen. Alternativen bestünden darin, mit einer wechselnden Proteinzufuhr zu experimentieren oder vermehrt pflanzliche Eiweiße und Fisch als Lieferanten zu wählen. Die hohen Eiweißaufnahmen in der Bodybuildingpraxis resultieren vielleicht weniger aus einer an sich anabolen Wirkung des Proteins, sondern wahrscheinlich eher daraus, dass Protein nur uneffektiv als Körperfett eingelagert wird und durch seine stoffwechselaktivierende Wirkung die Körperzusammensetzung positiv beeinflussen könnte. Eiweißzufuhren von bis zu zwei Gramm pro Kilogramm Körpergewicht und Tag gelten derzeit als wissenschaftlich sichere Obergrenze.

2.5 Grundlagen des Energiestoffwechsels

Die Haupt- oder auch Makronährstoffe Protein, Kohlenhydrate, Fett und Alkohol werden im Körper mit unterschiedlicher Geschwindigkeit umgesetzt, quasi nach einer Art Hierarchie.

Auf Alkohol als Nährstoff ist der Körper eigentlich nicht in großem Maße eingerichtet, deswegen stehen keine Speicher zur Verfügung und er muss sofort verbraucht werden. Wird z.B. zu einem üppigen Abendessen ein Gläschen getrunken, heißt das, der Körper produziert seine gerade für Verdauung, Atmung, etc. benötigte Energie aus dem Alkohol, während die im Essen enthaltenen Fette direkt in die Fettzellen wandern. Solange man aber nicht insgesamt zu viele Kalorien zu sich nimmt, ist das kein Problem. Anders bei einer überhöhten Energiezufuhr, wie sie beispielsweise in der Aufbauphase üblich ist. Unter solchen Umständen kann der Alkohol dann ganz schön zu Buche schlagen [47]. Alkohol hemmt also sozusagen die Fettverbrennung. Dies ist für den Bodybuilder vor allem in der Reduktionsphase wissenswert. Andererseits spielt Alkohol bei den Aufbau- und Wettkampfdiäten der meisten Athleten keine sonderlich tragende Rolle, weshalb er hier keiner ausführlicheren Diskussion bedarf.

Dass Protein in erster Linie kein Energielieferant, sondern ein Baustein ist, wurde bereits in den vorherigen Abschnitten dargestellt. Nur soviel zur Erinnerung und Vertiefung: Proteine enthalten Energie/Kalorien und das für den Muskelaufbau notwendige Element Stickstoff. Es ist prinzipiell möglich, dass sie bei positiver Kalorienbilanz in Körperfett umgewandelt werden. Auf der anderen Seite ist ihre Verstoffwechselung so energieaufwendig, dass Eiweiße von allen Nährstoffen die ausgeprägteste Wärmeabgabe nach dem Essen hervorrufen: Sie beschleunigen den Stoffwechsel. Außerdem ist im Ausscheidungsprodukt des Eiweißabbaus noch Restenergie enthalten, womit ebenfalls Kalorien verloren gehen. Weiterhin passt sich unser Körper der Aminosäurezufuhr an, indem er einfach mehr Eiweißbausteine verbrennt, wenn ihm mehr zugeführt werden [49]. Nicht zuletzt ist die sättigende Wirkung von Eiweiß sehr ausgeprägt, was bei Reduktionsdiäten große Vorteile bietet. Alle diese Faktoren machen die Proteine zu sehr ineffizienten Vorläufern für den Aufbau von Körperfett. Dies ist insbesondere für die Reduktionsdiät von Bedeutung.

Auch wenn Proteine nicht direkt anabol wirken, bei reichlicher Aufnahme über die Erzielung einer positiven Kalorien- und damit Stickstoffbilanz geschieht dies vielleicht indirekt. Gerade weil sie keine besonders

Tab. 4 Verbrennungshierarchie, Energiegehalt, Speicher und Regulation der Hauptnährstoffe (nach [47,48])

Nährstoff	Energiegehalt	Speicher	Hauptregulation
Alkohol	7 kcal. pro Gramm	keiner	wird sofort verbrannt
Kohlenhydrate	4 kcal. pro Gramm	Glycogen in Leber und Muskeln	werden verbrannt oder als Glycogen gespeichert
Protein	4 kcal. pro Gramm	Aminosäurenpool in Blut und Muskulatur, Körperprotein	wird verbrannt oder im Körperprotein abgelagert
Fett	9 kcal. pro Gramm	Fettzellen	wird im Hungerzustand verbrannt, sonst in den Fettzellen gespeichert

effizienten Brennstoffe sind, führt ihr vermehrter Konsum möglicherweise zu einer stärkeren Anhäufung von Magermasse, als von Fett. Würde man die gleiche Kalorienmenge als Fett essen, würden die Fettzellen viel stärker gefüllt, wie wir gleich sehen werden.

In bestimmten Situationen (z.B. im Training während der Diät) werden Eiweiße außerdem als indirekte „Zuckerspender" herangezogen und so schneller verbrannt, als das Körperfett. Dies hängt mit der Tatsache zusammen, dass in der Leber aus Eiweißbausteinen der lebenswichtige Traubenzucker (Glucose) gemacht werden kann, auf den z.B. Gehirn, Nerven und rote Blutkörperchen angewiesen sind. Bei anstrengendem Bodybuildingtraining müssen Kohlenhydrate verbrannt werden, weil für Fett nicht genug Sauerstoff vorhanden ist (Muskelbrennen). Leider kann Fett bei Glykogenmangel nicht in Zucker oder Eiweiß umgewandelt werden, weswegen während des Abnehmens bestimmte Aminosäuren aus der Muskulatur angegriffen werden müssen. Wieder ein Grund, warum Protein gerade in der Reduktionsphase eine wichtige Rolle für den Bodybuilder spielt. Ein im Bodybuilding stets sehr stark diskutierter Nährstoff sind die Kohlenhydrate oder Zucker, wie sie auch heißen. Viele Mythen ranken sich um sie, wobei das Faktenwissen leider nur allzu oft auf der Strecke bleibt. Auf sie soll hier im Hinblick auf die Stoffwechselregulation etwas genauer eingegangen werden.

Die Kohlenhydrate sind nach dem Alkohol der bei weitem bevorzugte Energielieferant des Körpers, weil sie mit Sauerstoff („aerob") und zeitweise sogar ohne („anaerob") verbrannt werden können, also immer zur Verfügung stehen. Das geht sogar soweit, dass der Organismus die Fettverbrennung minimiert, wenn ihm nur genügend Kohlenhydrate angeliefert werden [50]. Kohlenhydrate führen entgegen einer weitverbreiteten Fehlannahme deshalb auch nicht zu Übergewicht, da sie zunächst bevorzugt umgesetzt und erst sehr spät in Fett umgewandelt werden.

Dazu einige Fakten: In verschiedenen Studien, in denen Wissenschaftler die Ernährungsweise von Tausenden von Menschen untersuchten, stellte man fest, dass solche Personen, die hauptsächlich Kohlenhydrate verzehrten, am wenigsten mit Übergewicht zu kämpfen hatten, während die Leute, die fettreiche Speisen bevorzugten, auch die dicksten waren [51,52]. Diese vielversprechenden Daten veranlassten die Wissenschaftler dann zu der berechtigten Frage, wie sich eine Verschiebung der Nährstoffrelation im Experiment (mehr Kohlenhydrate und kaum Fett) auf Stoffwechsel und Körpergewicht auswirken würden.

In einer bekannten Studie wurde deutlich, dass selbst unter extremen Überernährungsbedingungen der Aufbau von Körperfett aus Kohlenhydraten erst sehr spät zum Tragen kommt: Bei einer 7-tägigen Überfütterung (von 3600 kcal. pro Tag ansteigend auf 4900 kcal. pro Tag) mit 86 % Kohlenhydraten und 3 % Fett fand sich eine Einlagerung von durchschnittlich 500 Gramm Kohlenhydraten als Glykogen (Leber und Muskeln) und ein Fettaufbau von 150 Gramm pro Tag [53]. Das mag zunächst viel anmuten, schaut man sich die Studienbedingungen aber genauer an, enthüllen sich folgende Zusammenhänge: Die Testpersonen mussten sich drei Tage lang einer Art „Kohlenhydrateentladeprozedur" mit Training, wenigen Kalorien und fettreicher Kost unterziehen. Danach fing die „7-Tage-Überfütterungsperiode" an. Erst nach zwei Tagen, nämlich als die Kohlenhydratspeicher sich bereits um 500 Gramm erhöht hatten (!) und der Körper den massiven Zuckerüberschuss nicht mehr wegverbrennen konnte, wurde aus den Überschusskohlenhydraten Fett gemacht, früher nicht. Nach der zehntägigen Untersuchungsperiode hatten die Testpersonen im Schnitt 1,1 Kilogramm Körperfett, zwei bis drei Kilogramm Glykogen und Wasser, sowie 650 Gramm Muskelmasse aufgebaut.

Die Ergebnisse eines zweiten Experimentes liefern noch mehr Erkenntnisse [50]: In dieser Studie an Normal- und Übergewichtigen wurden die Testpersonen ebenfalls überfüttert: Ihr Energieverbrauch wurde ermittelt und sie erhielten über 14 Tage einen Kalorienüberschuss von 50 %. Eine Gruppe bekam diese 50 % überwiegend als Kohlenhydrate, die andere als Fett. Das Ergebnis der Kohlenhydratabteilung war ähnlich, wie bei der vorherigen Studie: Auch hier wurden erst die Glykogenspeicher gefüllt, bevor nach einigen Tagen aus den überflüssigen Kohlenhydraten Fett aufgebaut wurde. Außerdem spezialisierte sich der Körper auf die Kohlenhydratverbrennung und fuhr die Fetteinschmelzung herunter: Körperfett, das normalerweise hätte abgebaut werden sollen, blieb unangetastet.

Anders in der Fettgruppe, bei der vom ersten Tag an fleißig in die Fettzellen eingespeichert wurde. Nach den 14 Tagen waren dann 90-95 % der überflüssigen Kalorien als Körperfett eingelagert, in der Kohlenhydratgruppe waren es geringfügig weniger.

Beide Fraktionen hatten eine positive Stickstoffbilanz erzielt (also einen Muskelaufbau), wobei die Kohlenhydrate aber effektiver für Magermassezuwachs sorgten! Konkret: Die „Fettüberschuss-Gruppe" nahm in den zwei Wochen etwa ein Kilogramm fettfreie Masse und 1,5 Kilogramm Fett zu, während es bei der Kohlenhydratüberfütterung 1,4 Kilogramm Magermasse und ebenfalls 1,5 Kilogramm Fettgewebe waren.

Dass bei kurzzeitigem Kalorienüberschuss durch Kohlenhydrate der Figur nicht viel passiert, wurde in Studien mehrfach bestätigt [54,55]: Bei einer einmaligen Aufnahme von 500 Gramm Kohlenhydraten (das entspricht in Lebensmittel übersetzt etwa 1,2 Kilogramm Vollkornbrot, zwei Kilogramm gekochten Nudeln, drei Kilogramm gekochten Kartoffeln oder fünf Kilogramm Äpfeln) wurde bei den Versuchspersonen in den folgenden zehn bis 24 Stunden eine Glykogeneinspeicherung von etwa 350 Gramm in Leber und Muskeln beobachtet, während nur ca. zwei Gramm Körperfett aus den Kohlenhydraten aufgebaut wurden. Im Gegensatz zu den etwa 111.000 kcal. Reserveenergie, die ein normalgewichtiger Mann in Form von Fettmasse besitzt [56] (ca. 16 Kilogramm), mutet diese Menge geradezu lächerlich an. Nahmen Probanden nach der 500 Gramm-Kohlenhydrate-Mahlzeit in den folgenden 24 Stunden keine weitere Nahrung auf, wurde sogar Körperfett abgebaut [57]! Neuere Befunde bestätigen, dass Kohlenhydrate erst bei längerfristigem Überschuss dick machen [58]. Mit reichlich Kohlenhydraten einmal zwei oder drei Tage über die Stränge zu schlagen, ist also durchaus in Ordnung, solange der Fettanteil im Essen niedrig bleibt. Außerdem ist es relativ egal, ob man Zucker oder Stärkekohlenhydrate isst, der Körper macht bezüglich ihres Stoffwechsels keinen Unterschied [59]. Die alte Bodybuilding-Weisheit, dass Zucker dicker macht als Vollkornbrot, lässt sich mit wissenschaftlichen Methoden nicht bestätigen. Den Unterschied macht nur die Menge, also dass man in der Regel nicht so viel Vollkornbrot essen, wie Coca Cola trinken kann!

Der Grund, warum der Körper so ungern aus den Kohlenhydraten Fett herstellt liegt wahrscheinlich darin, dass der begehrte Brennstoff dann nicht mehr zur Verfügung steht: Sind die Kohlenhydrate erst einmal in Körperfett umgewandelt, können sie nämlich nicht mehr zurückverwandelt werden. Das gleiche gilt für Eiweiß. Was kann man sich aus diesen Studienergebnissen für die Bodybuildingpraxis ableiten?

- Man kann einige Tage lang einen Kalorienüberschuss mit Kohlenhydraten und Eiweiß zuführen, ohne gleich in großem Umfang Fett zuzunehmen. Erst nach einigen Tagen fängt der Körper an, in größerem Maße aus Zucker und Aminosäuren Körperfett aufzubauen. Dieser „Verzögerungseffekt" gilt besonders dann, wenn man vorher einige Zeit lang wenig Kohlenhydrate gegessen hat [57].
- Es ist egal, in welcher Form die Kohlenhydrate aufgenommen werden. Zucker macht pro Gramm nicht mehr oder weniger dick, als Stärkekohlenhydrate aus Brot oder Kartoffeln.

- Ein Kalorienüberschuss, egal bei welchem Nährstoff, führt offensichtlich zu einer positiven Stickstoffbilanz und ebnet so den Weg für den Muskelaufbau.
- Auch mit einem Energieüberschuss in Form von Fett wird die Stickstoffbilanz positiv, aber offensichtlich nicht ganz so effektiv, wie durch Kohlenhydrate.
- Kohlenhydrate und Eiweiß werden weniger effektiv zu Körperfett umgewandelt und als solches gespeichert, als Nahrungsfett selbst.
- Kohlenhydrate werden stark bevorzugt umgesetzt; gelangen übermäßig viele davon in den Organismus, wird die Fettverbrennung auf ein Minimum reduziert.

Klingt zuerst einmal fast zu schön um wahr zu sein, oder? Man trainiert, sorgt danach zwei Tage lang mit reichlich Kohlenhydraten und Eiweiß für eine positive Kalorienbilanz, bevor wieder für einige Tage kürzer getreten wird. Die Muskeln nehmen zu und kein Gramm Körperfett wird aufgebaut. Kann das wahr sein? Manch ein Leser wird bei diesem „Loblied" auf die Kohlenhydrate zu recht empört auf die US-Amerikaner hinweisen: In den USA ging im letzten Jahrzehnt der Fettkonsum aufgrund des großen Angebotes an fettarmen und fettfreien Diätprodukten immer mehr zurück, während das Übergewicht immer weiter anstieg. In der Wissenschaft wird das als das sogenannte „American Paradox" bezeichnet [60]. In Großbritannien zeichnet sich inzwischen eine ähnliche Situation ab [61]. Wer sich die Mühe macht und die Originalarbeiten liest, wird allerdings mit der Tatsache konfrontiert, dass man die Schuld für das Übergewicht nicht den Kohlenhydraten in die Schuhe schieben kann, sondern den gleichzeitig vorhandenen Bewegungsmangel dafür verantwortlich macht. Dies sind Bedingungen, denen ein regelmäßig trainierender Bodybuilder kaum ausgesetzt sein dürfte.

Trotzdem sind auch die Kohlenhydrate nicht die idealen Muskelaufbaustoffe. Analysiert man nämlich kritisch die oben aufgezeigten Studiendaten, so fällt auf, dass die Proteineinspeicherung erst nach mehreren Tagen unter Kalorien- und Kohlenhydratüberschuss anfängt, also zeitgleich mit dem

Beginn der Einlagerung von Köperfett [50]. Das ist nur allzu logisch: Muskeln aufzubauen bedeutet für den Organismus in gewisser Hinsicht nichts anderes, als einen funktionell hochwertigen Energievorrat anzulegen. Soll dies in deutlich übernormalen Dimensionen geschehen, muss auch längerfristig für den notwendigen Kalorienüberschuss gesorgt werden! Ist ein solcher vorhanden, werden aber nicht selektiv die Eiweißspeicher der Muskeln aufgefüllt, sondern eben alle vorhandenen Depots, also auch Körperfett und Glykogenspeicher. Mittels Training und der Betonung bestimmter Nährstoffe kann höchstens eine Optimierung dieses Prozesses erreicht werden. Den „perfekten Masseaufbau" gibt es dementsprechend für die meisten Menschen nicht.

Insgesamt kann man aus den gezeigten Befunden einige wichtige Rückschlüsse hinsichtlich der Kohlenhydrate ziehen: Sie sind neben den Proteinen der effektivste Nährstoff zur Verbesserung der Stickstoffbilanz und gehören somit auf den Speisezettel jeder Aufbaudiät. Langfristig können sie im Übermaß zwar zur Entstehung von Übergewicht beitragen, sind hier aber ein geringeres Problem, als ein Überschuss an Nahrungsfett.

Ihre Rolle während der Reduktionsdiät ist zweischneidig: Einerseits machen sie ein hartes Training erst möglich und wirken dem Abbau von Muskelprotein entgegen. Auf der anderen Seite muss ihre Zufuhr für einen deutlich sichtbaren Verlust an Körperfett reduziert werden, falls man mit Bewegung und „Low Fat" alleine nicht mehr weiterkommt. Manche Stoffwechseltypen profitieren außerdem von einer dauerhaft niedrigen Kohlenhydratzufuhr während der Reduktionsphase.

Fett hat, wie aus Tabelle 4 ersichtlich, mit Abstand am meisten Energie in Form von Kalorien zu bieten, nämlich neun pro Gramm. Fett ist vor allem in Ruhe und beim moderaten Ausdauersport ein wichtiger Brennstoff (siehe Abb. 6). Das liegt an der Tatsache, dass im Ruhezustand sehr viel Sauerstoff zur Verfügung steht und Fett somit optimal umgesetzt werden kann (schließlich keuchen wir nicht aus Sauerstoffmangel, wenn wir vor dem Fernseher entspannen, ganz anders dagegen, wenn wir einen steilen Berg hinaufrennen). Nichtstun ist also der ideale Fettverbrenner, oder? Das trifft leider nur dann zu, wenn wir längere Zeit nichts essen (z. B. nachts). Körperfett ist nämlich so eine Art energetischer „Lückenbüßer". Damit ist gemeint, dass unser Körper das Körperfett nur dann heranzieht, wenn gerade nichts anderes greifbar ist. Somit haben wir das Körperfett auch schon charakterisiert: Es ist ein Langzeitenergiedepot für schlechte Zeiten. Essen wir, dann werden die aktuellen Nahrungskalorien verbrannt, eventuelle Überschüsse wandern in die verschiedenen dafür vorgesehenen Depots: Kohlenhydrate werden primär als Glykogen eingelagert oder verbrannt, Proteine gehen in die Eiweißspeicher (z.B. Muskeln) oder werden ebenfalls zur Energieproduktion herangezogen.

Und das Fett aus dem Essen? Das wird leider immer nur dann genutzt, wenn gerade keine überflüssigen Nährstoffe zur Verfügung stehen, eben nach längerer Zeit mit leerem Magen. Jeder Fettüberschuss im Essen wandert zunächst einmal in die dafür vorgesehenen Depotanlagen, in das Fettgewebe. Nahrungsfett wird am effektivsten in die Fettzellen eingelagert, denn es hat schon die richtige Passform! Deshalb dauert es bei den Kohlenhydraten auch viel länger, bis sie zu Fett umgewandelt werden, denn deren eigentlich perfekte Speicherform ist ja das Glykogen. Genauso beim Protein, für das zuerst die Muskeln und einige andere Gewebe gedacht sind. Nur wenn diese „Hauptspeicher" voll sind, dann wird aus Eiweißen und Kohlenhydraten der Fettaufbau vollzogen und sie werden im „Zweitspeicher" abgelegt. Das wiederum macht unser Körper nur sehr ungerne, denn der Vorgang kostet Energie und ein Teil der wertvollen Kalorien geht somit verloren.

Experimentelle Studien sind die Grundlage für diese Fakten: Normalgewichtige bekamen vier Tage lang 25 % mehr Kalorien, als sie brauchten. Der Fettanteil des Essens betrug je nach Gruppe 10, 30 oder 50 %. Obwohl die Fettverbrennungsrate minimal anstieg, konnten die überflüssigen Kalorien lediglich bei 10 %igem Fettanteil in der Nahrung ausgeglichen werden [62]. Das bedeutet, dass ein 25 %iger Kalorienüberschuss über vier Tage nur dann nicht in den Fettzellen landet, wenn 10 % Fettanteil im Essen nicht überschritten werden und das ist selbst für die an karge Speisen gewöhnten Bodybuilder schon sehr wenig Fett! Das spricht auch wieder für Kohlenhydrate und Eiweiß. Eine ganze Reihe von Studien bestätigt diese Resultate [63-65].

Noch problematischer scheint die Situation bei Übergewichtigen zu sein: Bei ehemals dicken Frauen führte eine Erhöhung des Fettanteils auf 50 % in der Kost nicht zu einer Steigerung der Fettverbrennung, wie man eigentlich gehofft hatte, sondern sogar zu einem geringeren Kohlenhydratumsatz, einem verminderten Kalorienverbrauch und verstärkter Körperfettbildung [66].

Diese Daten legen nahe, dass zusätzliche Kalorien in Form von Fett für viele unter uns eher mit Vorsicht zu genießen sind, insbesondere falls kein Sport betrieben wird. Auf der anderen Seite muss auch erwähnt werden, dass es immer Ausnahmesituationen gibt, in denen ein geringfügig erhöhter Fettanteil einen entscheidenden Vorteil bieten kann.

Außerdem existieren auch Fette, die der Körper unbedingt braucht und die gesundheitlich positive Effekte haben können (sogenannte ungesättigte oder essenzielle Fettsäuren, wie sie beispielsweise in Pflanzenölen vorkommen). Der tägliche Bedarf daran ist aber so gering, dass er auch mit „Low Fat" gedeckt werden kann.

*

1. Anonym. Stellungnahme des DGE-Arbeitskreises „Sport und Ernährung": Trinkempfehlungen im Breitensport. DGE info 4: 52-53 (2001)

2. D.G.E.: Deutsche Gesellschaft für Ernährung. Eine der wichtigsten wissenschaftlichen Einrichtungen zum Thema Ernährung in Deutschland.

3. Biesalski, H.K. Taschenatlas der Ernährung. Thieme-Verlag (1999)

4. D.A.CH.: Empfehlungen der Deutschen, Österreichischen und Schweizer Gesellschaft für Ernährung für die angemessene Zufuhr der einzelnen Nährstoffe

5. Anonym. D.A.CH. Referenzwerte für die Nährstoffzufuhr. Umschau/Braus-Verlag (2000)

6. Berg, A. et al. Sport und Ernährung. In: Kluthe, R. Ernährungsmedizin in der Praxis. Spitta Verlag (2001)

7. Stehle, P. Ernährung und Sport. In: Kluthe, R. Ernährungsmedizin in der Praxis. Spitta Verlag (1997)

8. Darstellung in Anlehnung an: Hauber-Schwenk, G. et al. dtv-Atlas Ernährung. DTV-Verlag (2000)

9. Maffuci, M. D. Towards optimizing the timing of the preexercise meal. IJSN 10: 103-113 (2000)

10. Anonym: Stellungnahme des DGE-Arbeitskreises „Sport und Ernährung": Proteine und Kohlenhydrate im Breitensport. DGE info 5: 67-69 (2001)

11. Platen, P. Trinkempfehlungen für Freizeit- und Leistungssportler. Spektrum Trinken 2 (2000)

12. Zapf, J. Regeneration aus Sicht der Ernährung. http: bbszene. wtal. de training regeneration mdex. php 3 (2000)

13. Grandjean, A.C. et al. The effect of caffeinated, non-caffeinated, caloric and non-caloric beverages on hydration. J. Am. Coll. Nutr. 19: 591-600 (2000)

14. Löffler, G. et al. Biochemie und Pathobiochemie. Springer-Verlag (1998)

15. Korte, S. und M. Rauscher. Wachstumshormone. ISP-Verlag (2000)

16. Arndt, K. Handbuch Nahrungsergänzungen. Novagenics-Verlag (1999)

17. Dangin, M. et al. The digestion rate of protein is an independent regulating factor of postprandial protein retention. Am. J. Physiol. Endocrinol. Metab. 280 (2): 340-348 (2001)

18. Tipton, K.D. et al. Exercise, protein metabolism and muscle growth. Int. J. Sport Nutr. Exerc. Metab. 11 (1): 109-132 (2001)

19. Wolfe, R.W. Protein supplements and exercise. Am. J. Clin. Nutr. 72: 551-557 (2000)

20. Kreider, R. Dietary Supplements and the promotion of muscle growth with resistance exercise. Sports Med. 2: 97-100 (1999)

21. Hargreaves, M. et al. Amino acids and endurance exercise. IJSN 11: 133-145 (2001)

22. Bloomer, R.J. Effects of meal form and composition on plasma testosterone, cortisol and insulin following resistance exercise. IJSN 10: 415-424 (2000)

23. Zawadzki, B. et al. Carbohydrate-protein complex increases the rate of muscle glycogen storage after exercise. J. Apll. Phys. 72: 1854-1859 (1992)

24. Van Hall, G.S. et al. Rate of muscle glycogen resynthesis during recovery from exercise: no effect of additional protein ingestion. J. Appl. Physiol. 88: 1631-1636 (2000)

25. Tarnopolsky, R.B.D. et al. Effect of glucose supplementation timing on protein metabolism after resistance training. J. Appl. Physiol. 82: 1882-1888 (1997).

26. „Carbs" ist die Abkürzung für „Carbohydrates", also englisch für Kohlenhydrate. Dieses Synonym wird von Sportlern häufig benutzt.

27. Klein, V. Fettabbau. Novagenics-Verlag (1997)

28. Keck, C. et al. Endokrinologie, Reproduktionsmedizin, Andrologie. Thieme-Verlag (1997)

29. Die SPORTREVUE ist eine deutsche Sportzeitschrift, die sich intensiv mit allen Themen im Bereich Bodybuilding und Fitness auseinandersetzt. Angesprochen werden vor allem breiten- und fitnessorientierte Personen.

30. Boirie, Y. et al. Slow and fast dietary proteins differently modulate postprandial protein accretion. Proceedings of the National Academy of Science 94: 14930-14935 (1997)

31. Stehle, P. Glutamin – ein unentbehrlicher Nährstoff bei metabolischem Streß. EU 43: 318-328 (1996)

32. McConell, G. Insider 3 (5): 5 (1997).

33. Lemon, P.W. et al. Protein requirements and muscle mass/strength changes during intensive training in novice bodybuilders. J. Appl. Physiol. 73: 767-775 (1992)

34. Tarnopolski, M.A. et al.: Evaluation of protein requirements for trained strength athletes. J Appl. Physiol. 73(5): 1986-95 (1992)

35. Williams, C. Macronutrients and Performance. J. Sports Sci. 13: 1-10 (1995)

36. Maharam, L.G. et al. Masters athletes. Sports Medicine 28 (4): 273-284 (1999)

37. Poortmans, J.R. et al. Do regular high protein diets have potential health risks on kidney function in athletes ? IJSN 10: 28-38 (2000)

38. Rao C.N. et al. Influence of varying energy intake on nitrogen balance in men on two levels of protein intake. Am. J. Clin. Nutr. 28 (10):1116-1121 (1975)

39. Anonym. Ernährungsbericht 2000. DGE (2000).

40. Todd K.S. et al. Nitrogen balance in men with adequate and deficient energy intake at three levels of work. J. Nutr. 114 (11): 2107-2018 (1984)

41. Bosch, T. Nierenerkrankungen. In: Biesalski, H.K. Ernährungsmedizin. Thieme-Verlag (1999)

42. Hoffmann, J. Hormon Report. Novagenics-Verlag (1999)

43. Hauner, H. Fischprotein und Mikroalbuminurie bei Typ-1-Diabetes mellitus. DGE info 9:136 (2001)

44. Jebb, S.A. et al. Changes in macronutrient balance during over- and underfeeding assessed by 12-d continuous whole body calorimetry. Am. J. Clin. Nutr. 64 (3): 259-266 (1996)

45. Schek, A. Ernährungslehre kompakt. Umschau Zeitschriftenverlag (1998)

46. Skov, A.R. et al. Randomized trial on protein vs. carbohydrate in ad libitum fat reduced diet for the treatment of obesity. Int. J. Obes. Related Metabol. Disorders 23 (5): 528-536 (1999)

47. Ellrott, T und V. Pudel. Adipositastherapie. Georg Thieme Verlag (1997)

48. Prentice, A. Are all calories equal? In: Cottrell, R. (Hrsg.): Weight control – The current perspective. Chapman and Hall (1995)

49. Flatt, J.P. Use and storage of carbohydrate and fat. Am. J. Clin. Nutr. 61: 952-959 (1995)

50. Horton, T.J. et al. Fat and carbohydrate overfeeding in humans: different effects on energy storage. Am. J. Clin. Nutr. 62: 19-29 (1995)

51. Bolton-Smith et al. Dietary composition and fat to sugar ratios in relation to obesity. Int. J. Obes. 18: 820-828 (1994)

52. Pudel, V. et al. Dietary and behavioural principles in the treatment of obesity. Int. Mon. EP. WC. 1 (2): 2-7 (1992)

53. Acheson, K.J. et al. Glycogen storage capacity and de novo lipogenesis during massive carbohydrate overfeeding in man. Am. J. Clin. Nutr. 48: 240-247 (1988)

54. Acheson, K. et al. Glykogen synthesis versus lipogenesis after a 500 gram carbohydrate meal in man. Metab. 31: 1234-1240 (1982)

55. McDevitt, R.M. et al. De novo lipogenesis during controlled overfeeding with sucroseor glucose in lean and obese women. Am. J. Clin. Nutr. 74 (6): 707-708 (2001)

56. Wirth, A. Adipositas. Springer-Verlag (2000)

57. Acheson, K.J. et al. Nutritional influences on lipogenesis and thermogenesis after a carbohydrate meal. Am. J. Physiol. 246: 62-70 (1984)

58. Hellerstein, M.K. et al. Measurement of de novo lipogenesis in humans using stable isotopes. J. Clin. Invest. 87: 1841-1852 (1991)

59. Saris W. H. et al. Randomized controlled trial of changes in dietary carbohydrate/fat ratio and simple vs complex carbohydrates on body weight and blood lipids: the CARMEN study. The Carbohydrate Ratio Management in European National diets. Int. J. Obes. Relat. Metab. Disord. 24(10):1310-1318 (2000)

60. Heini, A.F. et al. Divergent trends in obesity and fat intake patterns: The American Paradox. Am. J. Med. 102: 259-264 (1997)

61. Prentice, A.M. et al. Obesity in Britain: gluttony or sloth? BMJ 311: 437-439 (1995)

62. Noack, R. et al. Fettverzehr, Fettoxidation und Adipositas. Diab. Stoffw. 4: 273-279 (1995)

63. Schutz, Y.J. et al. Failure of dietary fat intake to promote fat oxidation: a factor favouring the development of obesity. Am. J. Clin. Nutr. 50: 307-314 (1989)

64. Flatt, J.P. et al. Effects of dietary fat on postprandial substrate oxidation and on carbohydrate and fat balances. J. Clin. Invest. 76: 1019-1024 (1985)

65. Bennet, C. et al. Short-term effects of dietary-fat ingestion on energy expenditure and nutrient balance. Am. J. Clin. Nutr. 55: 1071-1077 (1992)

66. Astrup, A. et al. Failure to increase lipid oxidation in response to increasing dietary fat in formerly obese women. Am. J. Physiol. 226: 592-599 (1994)

67. Sherman, W.M. et al. Carbohydrate feedings 1 h before exercise improves cycling performance. Am J. Clin. Nutr. 54 (5): 866-870 (1991)

68. Hawley, J.A. et al. Effect of altering substrate availability on metabolism and performance during intense exercise. Br. J. Nutr. 84 (6): 829-838 (2000)

69. Coyle, E.F. et al. Substrate use during prolonged exercise following a preexercise meal. J. Appl. Physiol. 59 (2): 429-422 (1985)

70. Horowitz, J.F. et al. Lipolytic suppression following carbohydrate ingestion limits fat oxidation during exercise. Am. J. Physiol. 273 (4): 768-775 (1997)

71. Smith, P. Immer mehr Bodybuilder mißbrauchen Insulin als Dopingpräparat. ÄZ 177: 3 (2001)

72. Gibala, M.J. Nutritional supplementation and resistance exercise: what is evidence for enhanced skeletal muscle hypertrophy? Can. J. Appl. Physiol. 25 (6): 524-535 (2000)

73. Keim, N.L. et al. Weight loss is greater with consumption of large morning meals and fat free mass is preserved with with large evening meals in women on a controlled weight reduction regimen. J. Nutr. 127 (1): 75 (1997)

KAPITEL 3

STRATEGIEN FÜR DEN MUSKELAUFBAU

3.1 Mehr Kalorien, aber wie?

Der Muskelaufbau ist ein teurer Prozess, teuer im Sinne eines relativ großen Energieaufwandes für den Körper. Wie bereits diskutiert, müssen deshalb die drei Bedingungen angepasstes Training, genug Eiweiß und ausreichend Kalorien erfüllt sein, um ein überdurchschnittliches Muskelwachstum zu erzielen. Viele Athleten durchlaufen aus diesem Grunde eine Aufbauphase, in der der Sportler über einen definierten Zeitraum mehr Kalorien zuführt, als er verbraucht. Dies ist insofern nötig, als dass Muskelmasse über das Normalmaß hinaus nur ungern aufgebaut wird, denn schließlich sind Muskeln ein sehr aktives Gewebe, das 24 Stunden am Tag Kalorien verbrennt. In Ruhe ist Fett eine ihrer Hauptenergiequellen. Nicht umsonst haben Athleten beim Aufbau von Muskelmasse einen Anstieg des sogenannten Ruheumsatzes zu verzeichnen ([1,46], siehe Kapitel Diät). Der Bodybuilder muss dem Körper durch reichliche Nahrungszufuhr demnach signalisieren, dass er das neue Muskelgewebe, welches er aufbauen soll, auch versorgen kann.

Wer Athleten wie Markus Rühl, Nasser El Sonbaty, Jean Pierre Fux oder Dorian Yates einmal in der „Off Season", also der wettkampffreien Zeit gesehen hat, kann die Bedeutung des Ausmaßes dieser positiven Energiebilanz auf Profiniveau nachvollziehen. Der schon zitierte Markus Rühl in der FLEX: „In der Aufbauphase lege ich Muskelmasse auf, indem ich mindestens 300 Gramm Protein (idealerweise sogar bis 400 Gramm) und mindestens 6000 kcal. (idealerweise 7000) zu mir nehme. Ich esse in der Aufbauphase alles, solange es mir genügend Protein und Kalorien liefert." Für Profis mögen solche extremen Maßnahmen in Ordnung sein, sorgen doch das knallharte Training, eine durch reichlich Nahrungsergänzungen enorme Erholungsfähigkeit und überdurchschnittliche Genetik dafür, dass die Kalorien dahin wandern, wohin sie sollen. Auch für Wettkampfbodybuilder dieser Gewichtsklasse ist es aber nicht ungewöhnlich, vor einem Wettkampf 20 Kilogramm und mehr abnehmen zu müssen. Der Newcomer-Profi King Kamali zu diesem Thema: „Abgesehen davon ist es doch egal, wenn ich 25 kg vor'm Wettkampf abnehme. Die ersten 10 kg sind doch eh nur Wasser und das verlier ich in vier Tagen."

Für jemanden, der keinen so guten Stoffwechsel hat, können solch extreme Nährstoffrelationen und Kalorienmengen durchaus Probleme bereiten. Befindet sich unser Organismus erst einmal in einer positiven Energiebilanz, dann wird natürlich Muskelmasse aufgebaut. Bekanntermaßen ist der Körper in der Auffüllung seiner Reserven aber nicht sonderlich wählerisch und ein Teil der überschüssigen Kalorien wandert in die Fettzellen, wo er dann auf die „Definitionsphase" wartet.

Aber schauen wir uns die Sache doch einmal konkreter an: Übergewichtige müssen sich ja konsequenterweise zumindest zeitweise im Zustand eines Kalorienüberschusses befinden, sonst würden sie kein Fett speichern. Sie legen allerdings nicht reine Fettsubstanz zu, sondern haben im Schnitt pro Kilogramm Gewichtszunahme auch einen Eiweißaufbau von 250 Gramm zu verzeichnen [2]. Das bedeutet, pro 10 Kilogramm „Gewichtsaufbau" nimmt der Mensch durchschnittlich sowieso schon etwa 2,5 Kilogramm Magermasse zu. Ähnliche Ergebnisse wurden bereits im vorherigen Kapitel präsentiert.

Wie sieht die Sache aber in Verbindung mit Training aus? Professor Richard Kreider beschäftigt sich in seiner Forschungstätigkeit schon seit vielen Jahren mit den Zielsetzungen von Kraftsportlern und der Wirksamkeit von Supplements. In einer Übersichtsarbeit [3] über verschiedene Strategien im Sport meint er zur „Overfeeding"-Methode, dass sie wohl eine gute Möglichkeit sei, das Körpergewicht zu erhöhen, aber beim normalen Menschen bestehen nur 30-40 % der Gewichtszunahme aus fettfreier Masse. Pro zehn Kilogramm Masseaufbau also bestenfalls vier Kilogramm. Da sich diese Angaben auf Durchschnittwerte beziehen, mag die Situation im Einzelfall besser oder schlechter aussehen. Prinzipiell wird aber ein Punkt deutlich: Soll ein größeres Maß an fettfreier Masse aufgebaut werden, kommt in der Regel auch immer eine Zunahme an Körperfett zustande. In welchem Verhältnis Muskeln und Fett zugelegt werden, ist individuell verschieden und kann durch Training und Ernährung beeinflusst werden. Der Erfolg hängt dennoch stark von der Veranlagung des Individuums ab. Denn wie es gute und schlechte „Futterverwerter" gibt, so existieren eben Leute, die aufgrund ihrer Gene aus überschüssiger Energie eher Muskeln aufbauen, andere dagegen leichter Fett.

Ein Blick in die Studios zeigt, dass die weniger positiven Aufbauergebnisse für den Normalbodybuilder gar nichts Unbekanntes sind. Viele Athleten haben das Problem, dass sie in der Aufbauphase trotz „guter" Ernährung schneller Körperfett als Muskeln aufbauen. Wenn sie dann das Nahrungsfett in der Hoffnung auf ein verbessertes Verhältnis von Mager- zu Fettmasse auf ein absolutes Minimum reduzieren, kommen die sowieso schon mageren Fortschritte zum erliegen. Die Alternative besteht darin, dass sich der Athlet in der Aufbauphase gemäss dem Motto „Das kommt in der Definitionsphase dann eh wieder runter!" nicht um die Fettzunahme kümmert. Nach der Diät, so sie durchgehalten wird, ist die neue Muskelmasse dann größtenteils dahin. „Der Hulk" Lou Ferrigno hat diese Tatsache schon in frühen Jahren erkennen müssen. In Joe Weiders „Bodybuilding" ist auf Seite 477 folgendes Zitat von Lou nachzulesen [4]: „ Als ich 18 war, hatte ich ein Wettkampfgewicht von 100 Kilogramm. Ich wollte mehr Muskeln und beschloß daher, ein ganzes Jahr darauf zu verwenden, Masse aufzubauen und das Übergewicht anschließend wieder abzutrainieren. Mein Ziel war ein Muskelzuwachs von fünf bis acht Kilogramm in einem Jahr. Ich aß wie ein

Scheunendrescher und trainierte wie der Teufel, machte Grundübungen mit geradezu halsbrecherischen Zentnerlasten. So kam ich schließlich auf 138 Kilogramm und dann hielt ich fast drei höllische Monate wirklich streng Diät. Und wie viel Muskelsubstanz habe ich in jenem Jahr aufgebaut? Ein ganzes Kilogramm! Das extreme Zunehmen und anschließende Abtrainieren überschüssigen Fetts waren also nicht die Lösung für mein Bestreben, Muskelmasse aufzubauen."

Im heutigen Profilager gibt es deshalb bei manchen Athleten die Tendenz, auch in der „Off Season" möglichst nahe an der guten Form zu bleiben und die Muskelmasse trotzdem zu erhöhen. Freizeitathleten versuchen teilweise, das nachzuahmen. „Muskelaufbau bei gleichzeitigem Fettabbau!" heißt das Motto. Es wurde aber bereits deutlich, dass Muskelaufbau und Fettabbau zwei völlig verschiedene Stoffwechselsituationen sind und die „perfekte Zunahme" für die meisten Menschen nicht möglich ist. Trotzdem kann man zumindest ein möglichst gutes Muskelmasse-zu-Fett-Verhältnis anstreben. Die Ernährungsplanung hierzu ist jedoch eine höchst individuelle Angelegenheit, wie wir noch sehen werden.

Die „Bulking-up"-Methode Lou Ferrignos ist für Naturalathleten wahrscheinlich nicht die ideale Lösung. Trotzdem wird es immer einige Sportler geben, denen aufgrund ihrer Gene zum Muskelaufbau nichts anderes übrig bleibt. Bei vielen Profis ist diese Methode in der Massephase jedenfalls äußerst „in", wie z. B. Ronnie Coleman, King Kamali oder Lee Priest deutlich zeigen. Da Profis aber unter ganz anderen Voraussetzungen trainieren, sind sie für den durchschnittlich veranlagten Sportler meist kein guter Orientierungspunkt.

Naturalbodybuilder tun deshalb gut daran, die Kalorienzufuhr in kleinen Schritten zu steigern, bis die gewünschte Gewichtszunahme eintritt. Dorian Yates empfiehlt, die Kalorienmenge zunächst mit Hilfe von Nahrungsmitteln wie Hühnchen, Quark, Tofu, Fisch, Haferflocken, Reis, Gemüse, Nudeln, Vollkornprodukten und Obst um 500 kcal. täglich zu erhöhen. Nimmt man auf diese Weise ein halbes bis ein Kilogramm im Monat zu, ist man auf dem richtigen Weg. Mehr Gewicht sollte es nicht sein, da sonst die Gefahr steigt, hauptsächlich Körperfett aufzubauen. Tut sich dagegen trotz erhöhter Kalorienzufuhr nach einem Monat nichts, kann man weitere 400 kcal. hinzufügen. Auf diese Weise tastet man sich dann langsam an seine „Zunehmgrenze" heran. Dazu gehört allerdings eine gehörige Portion Geduld! Eine Alternative für die Steigerung der Kalorienzufuhr besteht in der noch zu besprechenden „Zick-Zack-Methode".

3.2 Masseaufbau im Bodybuilding

Hinter dem Begriff „Masseaufbau" versteckt sich für die meisten Kraftathleten zunächst eindeutig eine Zunahme des Körpergewichtes. Damit ist aber noch lange nichts über die Qualität dieser zusätzlichen Körpersubstanz ausgesagt. Wie am Beispiel der Übergewichtigen gezeigt, kommt es selbst im Rahmen einer ungewollten Gewichtszunahme immer auch zu einer Zunahme an Magermasse.

Eine Erhöhung des Körpergewichtes setzt sich im Prinzip aus einem Aufbau von Fettgewebe, Wassereinlagerungen, Glykogeneinspeicherungen und einem echten Eiweißaufbau zusammen.

Der Bodybuilder ist natürlich daran interessiert, einen möglichst großen Zuwachs an Magermasse zu erzielen. Das heißt, alle genannten Anteile außer das Körperfett sollen sich vermehren. Obwohl sich auch in den Muskeln Fettspeicher befinden, spielen diese für den Bodybuilder wahrscheinlich eine untergeordnete Rolle. In Abbildung 8 ist dieser Vorgang nochmals schematisch und vereinfacht dargestellt. Gleichzeitig wird deutlich, wie stark die Aufbauphase von der Ernährung abhängt: Nach einem mehrtägigen Verzehr von Kohlenhydraten erfolgt deren Einspeicherung in der Muskulatur als Glykogen. Beim Nichtsportler umfassen diese Speicher maximal 200-500 Gramm [5]. Abhängig von der Sportart und der Menge an Muskelmasse würden Athleten schätzungsweise 1000-1100 Gramm Glykogen einspeichern können [6]. Für weibliche Sportler gelten aufgrund der geringeren Muskelmasse niedrigere Zahlen, konkrete Angaben fehlen hier leider. Bodybuilder können theoretisch sogar noch mehr Kohlenhydrate einlagern, weil pro 100 Gramm Muskelsubstanz je nach Ernährungsweise 2,6-3,2 Gramm Kohlenhydrate als Glykogen einspeicherbar sind [7]. Jedes Gramm Glykogen

Abb. 8 Vorgänge in der Muskelzelle, die eine Größenzunahme bewirken

Kohlenhydrate werden mit Wasser als Glykogen

in der Muskelzelle gespeichert, die Zelle nimmt an Größe und Volumen zu („volle Muskulatur").

L-Glutamin und Creatin ziehen noch mehr Wasser

in die Muskelzellen („maximale Hydratisierung").

Protein + Kalorien + Training

bewirken in der hydratisierten Muskelzelle einen stärkeren Proteinaufbau, es kommt zu einer Vermehrung der Muskelsubstanz (symbolisiert durch die schwarzen Balken).

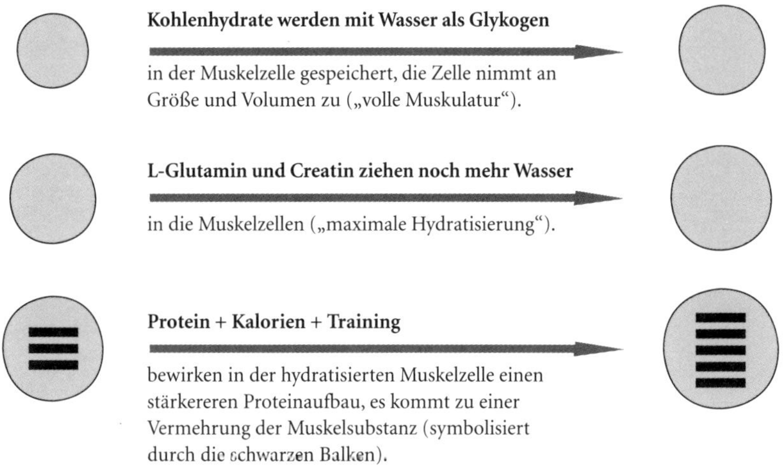

Vereinfachte Darstellung von Vorgängen in der Muskelzelle, die eine Größenzunahme bewirken. Muskelaufbau heißt, dass sich alle Bestandteile der Muskelzelle vermehren sollen: Wasser, Glykogen, feste und flüssige Eiweißbestandteile. Auch eine Vermehrung der intramuskulären Fettspeicher ist möglich, sie spielt aber eine untergeordnete Rolle.

vermag in der Muskelzelle seinerseits etwa drei Gramm Wasser zu binden. Demnach bestehen in der Aufbauphase die ersten zwei bis fünf Kilogramm mehr auf der Waage primär aus Flüssigkeit und Kohlenhydraten! Diese Zunahme ist stark vom Ausgangsgewicht und der bereits vorhandenen Muskelmasse des Athleten abhängig. Der Wasserbindungseffekt der Muskelzelle scheint durch Creatin [8,47] und L-Glutamin [9,10,48] noch verstärkt werden zu können. Diese starke Ansammlung an Wasser und Glykogen ist erwünscht und gehört zum Muskelaufbau!

Erinnern wir uns an King Kamalis Kommentar, dass die ersten 10 Kilogramm Gewichtsabnahme in der Wettkampfdiät sowieso nur Wasser sind. Diese Äußerung kann man jetzt besser nachvollziehen: Bei 120 Kilogramm

Körpergewicht wäre ein Profibodybuilder schätzungsweise zu einer Glykogenspeicherung von 1900-2300 Gramm fähig. Zusammen mit dem eingelagerten Wasser kommt man auf 7,5 bis neun Kilogramm!

Nachdem in der ersten Phase (ca. 2-7 Tage) die Muskeln mit Hilfe von reichlich Kohlenhydraten und Kalorien maximal mit Wasser und Glykogen aufgeladen wurden (das macht sich beim Training durch geradezu mörderische Pumpeffekte bemerkbar), geht auch der eigentliche Eiweißaufbau besser vonstatten. Man geht heute davon aus, dass der Eiweißaufbau der Muskelzelle um so effizienter funktioniert, wenn diese optimal mit Wasser versorgt ist [11,49,50]. In Verbindung mit hartem Training, ausreichend Kalorien und Protein stellt sich dann der gewünschte Aufbau von Muskelproteinen ein. Selbstverständlich findet auch dann ein Eiweißaufbau statt, wenn die Muskulatur nicht maximal mit Wasser gesättigt ist. Warum aber diesen Vorteil, der so einfach erreichbar ist und sich beim Training so gut anfühlt, verschenken?

Folgende Schlussfolgerungen für die Bedeutung verschiedener Nährstoffe sind möglich: Muskeln bestehen zu über 70 % aus Wasser, nicht aus Protein, wie so oft behauptet. Mit Hilfe einer reichlichen Kohlenhydratzufuhr und ausreichend Flüssigkeit kann dieser Umstand optimal ausgenutzt werden. Erst an zweiter Stelle spielt die Eiweißzufuhr eine tragende Rolle und diese kommt auch nur in Verbindung mit genügend Kalorien zum Tragen.

3.2.1 Ernährungsstrategien zur Optimierung des Muskelaufbaus

Folgende Eckpunkte wurden bisher für den Muskelaufbau erarbeitet:

- Insulin ist ein wichtiges Schlüsselhormon für den Muskelaufbau, da es den Organismus auf „Speichern" programmiert. Vor allem Kohlenhydrate und Eiweiß sollen gespeichert werden. Die Insulinproduktion wird in erster Linie über den Verzehr von „schnellen Kohlenhydraten" angeregt. Die „Anregung" von Insulin muss aber gut kontrolliert sein, weil dadurch auch das Fettgewebe vermehrt zur Energiespeicherung stimuliert wird. Besonders direkt nach dem Training ist eine erhöhte Insulinproduktion erwünscht!

- Unbedingte Voraussetzung für den Muskelaufbau ist eine Proteinzufuhr von 1-2 Gramm pro Kilogramm Körpergewicht, kombiniert mit ausreichend Kalorien und Training.
- Gleichzeitiger Muskelaufbau und Fettabbau sind schwer vereinbar, da es sich um komplett gegensätzliche Stoffwechselsituationen handelt, die von sehr unterschiedlichen Hormonen gelenkt werden.
- Die Kalorienzufuhr sollte immer zuerst über Kohlenhydrate und Proteine gesteigert werden, da diese nicht so effektiv zu Körperfett umgewandelt werden, wie Nahrungsfett.
- Mehr Kalorien durch Kohlenhydrate aufzunehmen ist für den Muskelaufbau günstiger, da Kohlenhydrate die Stickstoffbilanz effektiver verbessern, als Fett.
- Funktioniert der Muskelaufbau dann noch nicht, können auch vermehrt Fette eingesetzt werden, denn auch sie verbessern die Stickstoffbilanz durch ihre Kalorien.
- Ein gewisses Maß an Körperfett wird bei einer positiven Kalorienbilanz immer aufgebaut. Das Ziel ist es, den Muskelaufbau zu maximieren und die Fetteinspeicherung zu minimieren. Dafür hat sich eine schrittweise Erhöhung der Kalorienzufuhr bewährt.
- Die aufgebaute Masse setzt sich nicht nur aus Muskeleiweiß, sondern zu großen Teilen auch aus Glykogen und Wasser zusammen. Das ist normal und dieser Vorgang sollte optimiert werden.
- Da die Eiweißsynthese im Muskel offensichtlich bei optimal mit Wasser gefüllten Zellen am besten abläuft, ist das erste Ziel der Masseernährung die optimale „Hydratisierung" der Zellen mit Kohlenhydraten und Wasser, eventuell auch über Creatin und L-Glutamin.

Diese Faktoren sollen bei den nachfolgend vorgestellten Ernährungssystemen zum Muskelaufbau als eine Art „Qualitätskontrolle" dienen.

3.2.2 Fazit

Der Begriff „Masseaufbau" ist immer mit einer Zunahme an Körperfett,

Wasser, Kohlenhydratspeichern und Muskeleiweiß gleichzusetzen. Der Sportler strebt normalerweise einen maximalen Aufbau an Magermasse bei minimal erhöhten Körperfettspeichern an. Da die Muskulatur in den ersten Tagen vor allem Kohlenhydrate und Wasser einlagert, sollte dem über die Ernährung auch Rechnung getragen werden. In der folgenden Periode wird dann bei ausreichender Eiweiß- und Kalorienzufuhr in Verbindung mit entsprechendem Training die Maximierung des Eiweißaufbaus angestrebt.

3.3 Die traditionelle Aufbaukost: Viel Eiweiß und Kohlenhydrate, wenig Fett

Die traditionelle Aufbauernährung repräsentiert im Wesentlichen die bei den Ernährungsgrundlagen vorgestellte Nährstoffverteilung: 50-60 % Kartoffeln, Reis, Nudeln, Brot, Gemüse und Obst, 10-20 % Fleisch, Fisch, Eier, Milchprodukte und Hülsenfrüchte, sowie 25-30 % Fett. Bodybuilder, die diese Kostform favorisieren, nehmen in der Aufbauphase oft mehr Protein, dafür aber noch weniger Fett zu sich (maximal 20 % der täglichen Kalorien als Fett, siehe auch Beispiele in Tabelle 5 und Tabelle 6). Dieses ist größtenteils als „verstecktes Fett" in den verzehrten Lebensmitteln enthalten, oder es werden zusätzlich wertvolle Öle (Raps- oder Olivenöl) verwendet. Pro Tag isst der Sportler meist vier bis sechs (z. T. noch mehr) kleinere Mahlzeiten und es wird reichlich Flüssigkeit zugeführt.

Diese Kostform findet schon seit langem breite Anwendung im Bodybuilding (deswegen wurde sie hier auch „traditionelle" Aufbauernährung getauft). Ein Hintergrund für ihre Popularität ist das Wissen vieler Sportler um die Notwendigkeit der Kohlenhydrate für harte Trainingseinheiten. Der ehemalige Profi Mike Francois äußert sich in einer älteren Ausgabe der MUSCLE & FITNESS [12] dazu entsprechend: „Ich esse häufig bis zu 600 g Kohlenhydrate täglich, um hart trainieren zu können." Außerdem wissen viele Bodybuilder instinktiv, dass „Kohlenhydrate Eiweiß sparen" helfen und darüber hinaus „nicht so leicht fett machen", wie Fett. Die rege Anwendung dieser eiweiß- und kohlenhydratreichen und dabei fettarmen Aufbauernährung bei Wettkampfathleten in der Aufbauphase spricht ebenfalls für ihre positiven Effekte. Der Speiseplan für die „Off-Season" von Matthias Herzog, Gesamtsieger der Deutschen Meisterschaft 1998 im Bodybuilding, wurde im Rahmen eines Interviews in der SPORTREVUE veröffentlicht. Danach besteht seine Aufbaukost aus etwa 500 Gramm Kohlenhydraten, 230 Gramm Eiweiß und 25 Gramm Fett bei fünf Mahlzeiten täglich (siehe Tabelle 6). Auch Guido Guggenberger, Internationaler Deutscher Bodybuildingmeister 1998, verfolgt laut SPORTREVUE außerhalb der Wettkampfsaison einen Kostplan, der ihm bei sechs Mahlzeiten am Tag fünf bis sieben Liter Wasser, 600 Gramm Kohlenhydrate, 330 Gramm Eiweiß und 20 Gramm Fett bereitstellt. Der bekannteste Verfechter dieser Ernährungsform dürfte sicherlich der achtfache Mr. Olympia Lee Haney sein, der sich sowohl in der Aufbauphase, als auch vor dem Wettkampf streng fettarm ernährte.

Auch die erfolgreiche Leistungsbodybuilderin Sabine Froschauer, bekannt durch ihre „Terminator"-Posingkür, schwört auf fettarm und kohlenhydratbetont. Athleten, die gut mit dieser Ernährungsweise zurechtkommen, sei ihr Rezeptbuch [13] nahegelegt. Dort finden sich zahlreiche hervorragende Vorschläge für die Praxis, die den Rahmen dieser Lektüre sprengen würden. Daneben existieren noch zahlreiche andere Veröffentlichungen zu diesem Thema [14]. Wer nicht gerne kocht, aber trotzdem fettarm essen möchte, dem sei das Buch „Fettfalle Supermarkt" empfohlen [15]. Mit dieser einzigartigen Einkaufhilfe kann man schon im Supermarkt die „Fettigkeiten" herausfiltern. Außerdem werden beim Thema Fortschrittskontrolle noch Vorschläge gemacht, wie die eigenen Ernährungsgewohnheiten in dieser Hinsicht noch besser überwacht werden können.

Vom gesundheitlichen Standpunkt aus gesehen ist diese Kostform bei richtiger Anwendung durchaus empfehlenswert, sofern die Fettreduktion auf Kosten der „ungesunden" (gesättigten) Fette geht, die vor allem in tierischen Produkten vorkommen. Lediglich die Versorgung mit fettlöslichen Vitaminen (vor allem mit Vitamin E) und ungesättigten Fettsäuren kann bei sehr niedrigem Fettanteil problematisch werden. Dies ist aber durch den regelmäßigen Verzehr hochwertiger Pflanzenöle und Getreidekeime leicht behebbar.

Obwohl eine ganze Reihe von Sportlern mit dem gerade vorgestellten

Ernährungsregime gut fährt, gilt das nicht für alle Personen. Berichten zu Folge baut so mancher Studiobesucher mit viel Kohlenhydraten und „Low Fat" schneller Fett, als Muskelmasse auf. Da die Bereitschaft zur strikten Durchführung der fettarmen Aufbaudiät allerdings von Person zu Person sehr stark schwankt, muss das Problem nicht unbedingt an der Ernährungsform liegen! Die wenigsten Sportler wissen nämlich tatsächlich, wie viele Kalorien und welche Fettmengen sie am Tag essen.

Legt man die „Qualitätskriterien" aus dem vorherigen Abschnitt zugrunde wird klar, dass die meisten Forderungen erfüllt sind: Diese Kostform nutzt die anabolen Wirkungen des Insulins, die Kohlenhydrat- und Wassereinspeicherungskapazität der Muskelzellen wird maximiert und der Athlet steigert seine Kalorienzufuhr über die vermehrte Aufnahme von Kohlenhydraten und Eiweiß, während der Fettanteil des Essens niedrig bleibt. Wo liegen Ursachen für Probleme?

Zum Beispiel wird vernachlässigt, dass Kohlenhydrate zwar einige Tage lang im Übermaß zugeführt werden können, ohne den Körperfettanteil zu erhöhen, aber längerfristig besteht zwischen zuviel Kalorien aus Zuckern und Fett kein Unterschied mehr. Andererseits wird die Stickstoffbilanz nur dann positiv, wenn mehr Kalorien vorhanden sind. Ein Fettaufbau unterschiedlichen Ausmaßes ist also auch bei dieser Ernährungsweise für die meisten Personen vorprogrammiert und muss akzeptiert werden.

Ein weiteres Problem besteht darin, dass es extrem schwierig ist, die für den Muskelaufbau geforderten Nahrungs- und Kalorienmengen nur über fettarme Nahrungsmittel zu bewältigen. Bei vielen Athleten schleichen sich deshalb mit zunehmender Dauer von Tag zu Tag immer mehr kleine „Ernährungssünden" ein und die Aufbaudiät ist dann bei weitem nicht mehr so fettarm, wie gedacht. Entsprechend verändert sich die Qualität der Zuwächse! Es gehört eine außerordentliche Disziplin dazu, nach der Uhr zu essen und dem Drang nach schnellen Kalorien zu widerstehen!

An dieser Stelle muss auch noch einmal kurz an die Insulinwirkung erinnert werden. Wer Kohlenhydrate isst, stimuliert seine Insulinproduktion und damit die Energiespeicherung („Speicherprogramm"). Diese Wirkung wird häufig dafür verantwortlich gemacht, dass unser Organismus bei reichlichem Kohlenhydratverzehr schneller Fett einlagert. Das ist aber nur die halbe Wahrheit, eine Zunahme der Fettmasse ist schließlich auch ohne Kohlenhydrate in erheblichem Maße möglich. Außerdem stimuliert Insulin auch den Energieumsatz [16]. Trotzdem sind viele Bodybuilder der Meinung, dass große Mengen „Carbs" sie schneller als Nahrungsfett „irgendwie schwammig" machen. Das ist durchaus möglich, denn Insulin kann den Körper zusätzlich zur Wasserspeicherung veranlassen [2]. Genauer gesagt, wird vor allem Wasser außerhalb der Zellen eingelagert und damit auch unter die Haut gezogen. Die Folge ist ein glattes Erscheinungsbild, ohne wirklich Körperfett zugelegt zu haben.

Für diejenigen, die mit der kohlenhydratreichen und fettarmen Ernährung arbeiten wollen, sollen hier noch einige Vorschläge für Veränderungen gemacht werden. Als erster Schritt käme in Frage, den Proteinanteil auf Kosten der Kohlenhydrate etwas anzuheben und die Kohlenhydratzufuhr fast ausschließlich über „langsame Kohlenhydrate" zu decken, also über Bohnen, Linsen, Vollkornbrot, Bananen oder Spaghetti. Die Idee ist, dass langsam in das Blut strömende Zuckerformen den Insulinspiegel niedriger halten und so die Fetteinspeicherung minimieren sollen. Insgesamt gesehen sind laut Sportliteratur für Athleten mit Neigung zum Fettansatz eher „langsame" Kohlenhydrate geeignet, während definierte Bodybuilder alle Formen von Zucker essen können. Wissenschaftliche Studien bestätigen diese Behauptung allerdings nicht [17]. Nachteil: Das Erreichen der notwendigen positiven Kalorienbilanz wird durch das große Nahrungsvolumen sehr schwierig (s. oben).

Eine Alternative bestünde für „Kohlenhydratempfindliche" darin, die gesamte Zucker- und Stärkeaufnahme um die Trainingseinheit herum zu legen. Chris Aceto empfiehlt, an bestimmten Tagen die gesamten Kohlenhydrate vor und nach dem Training zu verzehren, um Regeneration und Fettabbau in optimalen Einklang zu bringen. Eine verstärkte Fetteinspeicherung ist unter diesen Bedingungen kaum zu erwarten. In verschiedenen Studien hat man ja bewiesen, dass bei einmaliger Aufnahme von 500 Gramm Kohlenhydraten in einer Mahlzeit das Körperfett nicht vermehrt wird [18]. Die Frage ist allerdings, ob die Aufbauergebnisse dann auch zufriedenstellend

Tab. 5 Nährstoff- und Energieverteilung fettarmer Aufbaudiäten	
Nährstoffverteilung, Energiewerte	4000 Kilokalorien pro Tag
25 % Eiweiß	1000 kcal., ca. 250 g Eiweiß
60 % Kohlenhydrate	2400 kcal., ca. 600 g Kohlenhydrate
15 % Fett	600 kcal., ca. 65 g Fett

sind. Als Orientierungshilfe für die Durchführung dieser Strategie kann der Leser Tabelle 2 aus dem Kapitel über die Mahlzeitenplanung rund um das Training heranziehen. Dieser Plan liefert etwa 500 Gramm Kohlenhydrate in enger Nähe zum Training. Werden noch weitere Mahlzeiten zugeführt, sollten diese möglichst proteinbetont ausfallen.

Schließlich kann noch die Mahlzeitenfrequenz verändert werden. Diese Strategie gilt übrigens unabhängig für alle Diätformen. Viele kleine Mahlzeiten werden normalerweise bevorzugt, da sie den Stoffwechsel beschleunigen und die Fetteinspeicherung minimieren sollen. Man möge sich an dieser Stelle an die nahrungsinduzierte Thermogenese erinnern, also die Kalorien, die bei der Verdauung und Verstoffwechselung als Wärme abgestrahlt werden. Sie machen immerhin 10 % unseres täglichen Energieverbrauches aus. Wird häufiger gegessen, steigt der Energieumsatz.

Chris Aceto schrieb einmal in der MUSCLE & FITNESS einen Artikel unter der Überschrift „Warum ‚Grasen‘ der ultimative anabole Ernährungsplan sein könnte." Darin wurde vorgeschlagen, dass ständige Mahlzeiten alle zwei Stunden, eine Art „Grasen" wie bei Wiederkäuern also, einen Schlüssel zum Muskelaufbau darstellen. Dies wurde damit begründet, dass der Körper konstant mit kleinen Nahrungsmengen versorgt wird, während gleichzeitig die Fetteinspeicherung minimal bleibt, weil ja immer nur geringe Mengen ins Blut gelangen und sofort verwertet werden. Um dies zu untermauern wurde der Profibodybuilder Jay Cutler zitiert, der nach Umstellung auf acht bis zehn Mahlzeiten täglich auch nach sechs Jahren professionellen Trainings

Tab. 6 Matthias Herzogs Speiseplan für die „Off-Season"
(nach SPORTREVUE)

9.00 Uhr	• 100 g Haferflocken • 50 g Reisflocken • 40 g Proteinkonzentrat • 100 g Banane • 0,4 l Wasser	ca. 790 kcal • 50 g Eiweiß • 120 g Kohlenhydrate • 9 g Fett
12.30 Uhr	• 150 g Geflügel oder Fisch mit Tomaten, Champignons • 150 g Reis, Vollkronnudeln od. • 700 g Kartoffeln, • 1 Apfel	ca. 800 kcal • 50 g Eiweiß, • 130 g Kohlenhydrate • 3 g Fett
17.00 Uhr	• 100 g Haferflocken • 50 g Reisflocken • 40 g Proteinkonzentrat • 100 g Banane • 0,4 l Wasser	ca. 790 kcal • 50 g Eiweiß • 120 g Kohlenhydrate • 9 g Fett
20.00 Uhr	• 150 g Geflügel oder Fisch • 150 g Reis, Vollkornnudeln od. • 700 g Kartoffeln • 1 Gurke • 3-4 Tomaten	ca. 800 kcal • 50 g Eiweiß • 130 g Kohlenhydrate • 4 g Fett
22.30 Uhr	• 40 g Proteinkonzentrat • 1 Apfel oder • Salat mit Thunfisch in Wasser	ca. 200 kcal • 30 g Eiweiß, • 18 g Kohlenhydrate • 1 g Fett
	Tagesbilanz	ca. 3400 kcal • 230 g Eiweiß • 500 g Kohlenhydrate • 26 g Fett

noch enorme Fortschritte erzielen konnte. Auf der anderen Seite gibt es laut Insiderliteratur die neuere Tendenz, die Essenshäufigkeit für den Masseaufbau wieder auf drei bis vier größere Mahlzeiten am Tag zu verringern. Auch dafür gibt es Argumente: Werden weniger, aber dafür größere Mahlzeiten gegessen, vermindert sich der Kalorienverbrauch. Manche sprechen geradezu von einer Stoffwechselverlangsamung. Dies würde bedeuten, dass mehr Nahrungsstoffe eingespeichert werden. Konkret bedeutet es, dass theoretisch sowohl die Muskelmasse, als auch das Fettgewebe zunehmen. Von dieser Perspektive aus gesehen also eher eine Strategie für Hardgainer.

Wer zu einem stärkeren Fettansatz tendiert, neigt dagegen oft dazu, über das Sättigungsgefühl hinaus zu essen. Muss man nur drei mal am Tag mit dem Essen stoppen, ist das für die Figur besser, als wenn man sechs-, acht- oder gar zehnmal die Bremse ziehen muss.

Was bleibt unter dem Strich? Eine eindeutige Antwort auf die Frage, ob häufiger oder weniger häufig essen, kann nicht gegeben werden. Hier gilt es wieder herauszufinden, was den individuellen Bedürfnissen am ehesten entspricht. Man experimentiert am besten zeitweise mit beiden Varianten.

3.4 Kohlenhydratreiche Kostformen mit erhöhtem Fettanteil

Wer mit der kohlenhydratbetonten, fettarmen Strategie beim Muskelaufbau keinen Erfolg hat, für den liegt die Lösung vielleicht in der Erhöhung des Fettanteils in der Nahrung. Es werden also nach wie vor reichlich Kohlenhydrate und Eiweiß gegessen, zusätzlich wird aber auch mehr Fett verzehrt. In der Regel wird in Bodybuilderkreisen empfohlen, dieses zusätzliche Fett in Form von hochwertigen Speiseölen oder fettreichem Seefisch zu sich zu nehmen.

An dieser Stelle soll ausdrücklich davor gewarnt werden, alle verfügbaren Nahrungsmittel wahllos in sich hineinzustopfen. Für 80-90 % der ungedopten Athleten dürfte der dann folgende „Masseaufbau" nicht ganz das repräsentieren, was sie sich erhofft hatten. Eine Erhöhung des Fettgehaltes im Essen sollte deswegen immer streng kontrolliert erfolgen!

Rufen wir uns bezüglich dieses Themas kurz die Untersuchung ins Gedächtnis zurück, in der die Testpersonen sieben Tage lang mit 50 % mehr Fettkalorien überfüttert wurden [19]: Die Testgruppe nahm in dieser Woche etwa ein Kilogramm fettfreie Masse und 1,5 Kilogramm Fett zu. Kein so besonders gutes Ergebnis also. Allerdings waren diese Personen auch keine hart trainierenden Bodybuilder. In der Praxis scheint die Erhöhung der Fettzufuhr für immer mehr Athleten ein wichtiges Instrument darzustellen, um wieder neue Fortschritte einzuleiten.

Markus Rühl verzehrt laut SPORTREVUE in der Aufbauphase bei sechs Mahlzeiten um die 170 Gramm Fett und über 1000 Gramm Kohlenhydrate am Tag. Diese Praktik gibt er im BMS-Magazin [20] auch als Ratschlag an einen Bodybuilder weiter, der mit über 4000 kcal. und 300 Gramm Protein am Tag keine Aufbauergebnisse zu verzeichnen hat. Herr Rühl empfiehlt in der Aufbauphase 1,5 Gramm Fett pro Kilogramm Körpergewicht in Form von Lachs, Sardinen, Makrelen, Walnüssen, Erdnüssen und hochwertigen Ölen zu verzehren. Diese gesunden Fette sollten laut seinen Worten bevorzugt werden, da sie eine ganze Reihe von positiven Effekten haben und vor allem eine fettreiche Ernährung sich fördernd auf den für Sportler so wichtigen Testosteronspiegel auswirkt. Dass die Nahrungsaufnahme die Konzentrationen verschiedener Hormone nachhaltig beeinflussen kann, steht außer Zweifel. Allerdings bauen hier verschiedenste Regelsysteme in komplizierter Weise aufeinander auf und man darf nicht den Fehler begehen, einen einzigen Botenstoff isoliert zu betrachten.

Tatsächlich kann sich mehr Nahrungsfett günstig auf die Testosteronproduktion auswirken [21]. Außerdem kann nach einer fünftägigen Fastenperiode der Testosteronspiegel um bis zu 50 % sinken [22]. Auf der anderen Seite bleibt beispielsweise eine nur geringe Kalorienreduktion von 15 % scheinbar ohne jegliche Folgen für die Ausschüttung des männlichen Geschlechtshormons [23]. Weiterhin bedeuten mehr Nahrungsfett und Kalorien längerfristig auch immer einen erhöhten Körperfettanteil und damit höhere Spiegel an weiblichen Geschlechtshormonen (sog. Östrogenen [24,25]). Das ist ein Umstand, der von Bodybuildern normalerweise peinlichst zu meiden versucht wird. Andererseits ist aber vielleicht gerade die Beeinflussung der Östrogenspiegel dafür verantwortlich, dass der Aufbau besser funktioniert! Schließlich erhöhen Östrogene die Produktion der insulinähnlichen Wachstumsfaktoren (z. B. IGF-I), die die Wirkung des Wachstumshormons in den Geweben unter anderem vermitteln können. Auch die Rezeptoren dieser Wachstumsbotenstoffe und ihre Bindungsfähigkeit werden durch viel Nahrungsfett (besonders durch gesättigtes Fett) vermehrt, bzw. verbessert. Das ergibt für den Bodybuilder ein äußerst wachstumsförderndes Umfeld. Doch müssen hier zwei Seiten betrachtet werden: Alle diese Hormone wirken nicht nur potenziell wachstumsfördernd auf Muskeln, sondern können das auch bei Tumoren tun. Das ist einer der Gründe, warum man fettreiches Essen teilweise mit der Entstehung bestimmter Krebsarten in Zusammenhang bringt [26,27]. Fette regeln auch noch zahlreiche andere Vorgänge in den verschiedensten Zellarten und tun damit weit mehr, als nur Kalorien zu liefern [28]. Sie übernehmen vielfach die Rolle von Botenstoffen und greifen somit tief in die Stoffwechselregulation ein. Aus diesen Ausführungen sollte klar geworden sein, dass man das Hormonmilieu des Organismus über die Nahrungsaufnahme klar beeinflussen kann, dass man sich aber davor hüten muss, dies allzu eingleisig zu sehen.

Zum gesundheitlichen Effekt ungesättigter Fette lassen wir Herrn Professor Dr. Günther Wolfram vom Lehrstuhl für Ernährungslehre in Freising Stellung nehmen [30]: „30 % der Energie als Fett können ohne Nachteil überschritten werden, wenn die Fettsäurenzusammensetzung den Richtwerten (siehe bei [29], der Verf.) entspricht und das vermehrt zugeführte Fett durch einen adäquat erhöhten Energieverbrauch verbrannt wird." Es wird aufgrund aussagekräftiger Daten deutlich, dass sowohl eine relativ fettarme (30 % der Kalorien in Form von Fett), als auch die etwas fettreichere Ernährungsvariante gesundheitliche Vorteile bringen kann, sofern man die richtigen Fette isst und sich ausreichend bewegt. Darüber hinaus weisen zumindest Leistungssportler häufiger ein Defizit in der Versorgung mit essenziellen Fettsäuren auf [31].

Alles in allem also Kriterien, die für Markus Rühls Empfehlungen sprechen. Und Herr Rühl steht mit seiner Meinung durchaus nicht alleine da: Dr. Ann Grandjean, Direktorin des Centers for Human Nutrition und des International Center for Sports and Nutrition in Omaha, Nebraska lässt in einer Ausgabe der MUSCLE & FITNESS folgendes verlauten: „Zu wenig Kalorien sind eine Hauptsorge. Nur wenig überraschend ist, dass es sich oftmals auf zu wenig Nahrungsfett bezieht. Ich habe festgestellt, dass zwischen 75-80 % der Athleten, mit denen ich gearbeitet habe, ein Plateau überwinden konnten, indem sie ihre Fettaufnahme leicht erhöhten." Schließlich meint auch Chris Aceto in der FLEX, dass man zur Optimierung des Aufbaus hin und wieder mehr Fett essen sollte.

Fast alle Athleten, die sich auf einem Plateau in punkto Muskelmasseaufbau befinden, haben mit dieser Strategie zeitweise Erfolg. Das ist auch offensichtlich, denn legen wir unsere aus den Stoffwechselstudien abgeleiteten Qualitätskriterien zugrunde, so sind sie alle erfüllt, wenn man sich über mehr Kohlenhydrate und Proteine langsam zu mehr Fett vorantastet.

Trotzdem führt diese Art der Ernährung bei längerer Anwendung bei vielen Personen zu einem mehr oder weniger deutlichen Fettansatz. Ungesättigte Fette, auch wenn sie gesundheitlich vielleicht günstiger zu bewerten sind, können nämlich genauso als Körperfett eingespeichert werden, wie gesättigtes Fett. Nur im Verbrennungsweg besteht ein geringer Unterschied [51]. Dies ist auch das Hauptproblem von Studiobesuchern, die diese Kostform auf lange Sicht anwenden. Ein wichtiges Ziel muss es also sein, das Mehr an Fett so einzusetzen, dass der Fettaufbau möglichst gering ausfällt. Folgende Vorgehensweise könnte sich bewähren: Zu Beginn der Aufbauphase wird die Kalorienzufuhr zunächst nur über Kohlenhydrate und Eiweiß gesteigert, so dass die bekannten 1-2 Gramm Protein und je nach Athlet 4-10 Gramm Kohlenhydrate pro Kilogramm Körpergewicht zugeführt werden. Die Fettzufuhr bleibt zunächst bei 20-30 % der Gesamtkalorien, also recht niedrig. Stellt sich der gewünschte Aufbau nach einigen Wochen nicht ein, kann die Fettzufuhr gemäß den Vorschlägen von Markus Rühl angehoben werden. Es ist vielfach günstig, das zunächst nicht an allen Wochentagen zu tun, sondern vielleicht nur an Trainingstagen oder jeden zweiten Tag. Wer dann immer noch keine Zunahme verzeichnet, wird schrittweise dazu übergehen, an allen Tagen der Woche mehr Fett zu essen. Auf diese Weise kann sich jeder vorsichtig an seine „Zunehmgrenze" herantasten. Extrem wichtig ist, dass man ein solches Vorgehen nur phasenweise zur Überwindung von Plateaus einsetzt, da sonst langfristig ein deutlich erhöhter Körperfettanteil die Folge sein kann.

Manche Athleten nutzen statt der oben erwähnten, ungesättigten Fette lieber MCT-Öle (Medium Chain Triglycerides). Diese Fette werden in der

Tab. 7 Stufenschema zur Erhöhung der Kalorienzufuhr (Bestimmung der „Zunehmschwelle" ohne Nährwertberechnungen)

Mit diesen Maßnahmen ist eine Steigerung der täglichen Kalorienzufuhr um 500-2500 kcal. leicht möglich, da eine hohe Energiedichte bei relativ kleinem Nahrungsvolumen erreicht wird. Sollten dennoch die Fortschritte ausbleiben, müssen der Trainingsplan oder andere Faktoren überprüft werden. Vielleicht kann auch eine Untersuchung der Schilddrüsenfunktion und verschiedener Hormonparameter weiterhelfen.

Ausgangspunkt ist, dass mit der momentanen Ernährungsweise, trotz gut geplantem Training, seit längerer Zeit (4-6 Wochen) weder ein Muskelaufbau, noch ein deutlicher Fettansatz zustande kamen.

Zuerst erhöht man die Kalorienzufuhr durch mehr Kohlenhydrate, dann langsam über mehr Nahrungsfett. Jede der vorgeschlagenen Maßnahmen wird zunächst nur an Trainingstagen durchgeführt, falls das nicht ausreicht, täglich. Jeden Schritt für zwei Wochen testen!

1. Kohlenhydratzufuhr erhöhen
• Mahlzeitenfrequenz erhöhen, d.h. nach jeder Stunde, bzw. spätestens alle zwei Stunden einen Müsliriegel, Quark o.ä. (fettarm) zwischen den normalen Mahlzeiten verzehren.
• Zusätzlich zu den gewohnten Mahlzeiten 1 Liter Fruchtsaft am Tag trinken, am besten nach dem Training (ca. 500 kcal. zusätzlich).
• Gezielt „Weight Gainer" einsetzen: Zwischen den Mahlzeiten und vor dem Schlafengehen verteilt 100-200 Gramm Pulver (ca. 400-800 kcal.) mit einem bis zwei Litern Magermilch (ca. 370-740 kcal.) trinken.

2. Fettzufuhr leicht erhöhen
Dafür Pflanzenöle, Nüsse oder MCT-Fette einsetzen. Pro Tag zusätzlich 2-6 Esslöffel MCT-Fett oder Rapsöl einnehmen (entspricht etwa 180-540 Fettkalorien zusätzlich pro Tag). Eine Alternative bestünde darin, 50-200 Gramm Nüsse zu verzehren (200 bis 900 Fettkalorien mehr am Tag). MCT-Fette werden nicht von allen Personen gut vertragen, deswegen die Zufuhr vorsichtig steigern! Andererseits wird dieses spezielle Fett nicht direkt in Körperfett umgewandelt, es kann aber an Stelle von Körperfett verstoffwechselt werden. Rapsöl enthält ein gesundheitlich sehr positives Fettsäureverhältnis, kann aber auch eingespeichert werden. Damit steigt die Gefahr, auch Fett zuzunehmen. Das lässt sich aber durch sehr langsame Steigerung der Zufuhr und den vorläufigen Einsatz nur an Trainingstagen ganz gut kontrollieren.

Medizin eigentlich nur bei bestimmten Krankheitsbildern eingesetzt und liefern fast so viele Kalorien wie „normales" Fett. MCT werden aber schneller verdaut und ihre Einspeicherung als Körperfett ist sehr unwahrscheinlich. Nachteilig ist allerdings, dass viele Menschen sie nicht sehr gut vertragen und mit Bauchkrämpfen und Durchfall reagieren. Außerdem werden die MCT-Fette zwar kaum selbst als Fett eingelagert, aber der Körper nutzt dann eben sie als Energiequelle und speichert dafür anderes Fett aus der Nahrung in den Fettzellen. Da aber manche Sportler subjektiv positive Erfahrungen mit MCT machen, sind sie vielleicht einen Versuch wert.

Chris Aceto hat seine eigene Vorstellung von der erhöhten Fettzufuhr. Er empfiehlt entweder einen „Fresstag" alle zehn bis 14 Tage, an dem sehr viel Fett aufgenommen wird, egal ob gesättigt oder ungesättigt. Die andere Möglichkeit besteht seinen Erfahrungen nach darin, an vier Tagen pro Woche mehr Fett zu essen, dafür aber nur fünf Gramm Kohlenhydrate pro Kilogramm Körpergewicht zuzuführen. Aus Gründen die im nächsten Abschnitt diskutiert werden, ist es bei dieser Ernährungstrategie wichtig, besonders viel Obst und Gemüse zu essen.

Es gibt also eine ganze Reihe an Möglichkeiten, mehr Nahrungsfett für den Muskelaufbau zu nutzen. Gezielt eingesetzt dürfte diese Vorgehensweise für regelmäßig trainierende Sportler keine gesundheitlichen Risiken bergen. Allerdings ist wieder die Experimentierfreudigkeit des Einzelnen gefragt, um das Beste für sich herauszuarbeiten.

Für solche Athleten, die absolut keine Lust haben ihre Kalorien- und Nährstoffzufuhr zu berechnen, ist in Tabelle 7 eine Möglichkeit aufgeführt, wie auch sie systematisch von diesem Prinzip profitieren können. Dabei gilt es zu bedenken, dass solche Pi-mal-Daumen-Aktionen selten dieselben Ergebnisse produzieren, wie ein genau geplantes und überwachtes Vorgehen.

3.5 Die Anabole Diät

Diese Diätform geht auf den amerikanischen Arzt Dr. Robert C. Atkins zurück und wurde in erster Linie für die Gewichtsreduktion konzipiert.

Dafür wird auch der Begriff „Ketogene Diät" verwendet. In das Bodybuilding hielt diese Kost erstmals in den siebziger Jahren Einzug, geriet dann eine ganze Weile in Vergessenheit, bevor sie in unregelmäßigen Abständen und Varianten wieder aus der Versenkung auftauchte.

Hauptsächlicher Verfechter der ketogenen Diät im Bodybuilding ist Dr. Mauro DiPasquale, ein kanadischer Arzt und Gewichtheber, sowie Autor des Buches „The Anabolic Diet" [32]. Er war auch derjenige, der diese Kost seinerzeit den WBF-Profis [33] als „anaboles Aufbaumittel" verschrieb.

Das Prinzip besteht darin, dass man alle Lebensmittel, die ausschließlich Fett und Eiweiß enthalten, uneingeschränkt essen darf (siehe Tab. 8). Lediglich die tägliche Kohlenhydratzufuhr muss bei 30 Gramm oder weniger am Tag gehalten werden. Es gibt auch moderatere Formen, die weniger als 150 oder 100 Gramm Kohlenhydrate am Tag empfehlen. Die ketogenen Diätformen werden übrigens auch in der Medizin zur Behandlung von bestimmten Krampfanfallsleiden eingesetzt, da die Ketonkörper hier aus ungeklärten Gründen eindeutig leidensmildernd wirken [34,35]. Tabelle 9 gibt einen Überblick über ihre effektive Gestaltung und die maximal schnelle Entwicklung einer Ketose nach wissenschaftlichen Erkenntnissen. Es soll jedoch bedacht werden, dass die damit behandelten Patienten schwer krank sind! Diese Ernährungsvariante stellt das genaue Gegenteil der bereits beschriebenen kohlenhydratreichen, fettarmen Aufbaukost dar.

Wie funktioniert die Ketose eigentlich? Nachdem der Organismus nach etwa drei Tagen unter kohlenhydratfreier Kost seine gesamten Kohlenhydratspeicher in Leber und Muskeln geplündert hat, stehen ihm eigentlich nur noch Fett und Eiweiß als Energiespender zur Verfügung. Die ca. 140 Gramm Zucker, die unser Gehirn täglich braucht, werden in diesem Fall durch die hauptsächlich in der Leber stattfindende Eiweiß-zu-Zucker-Transformation bereitgestellt [36].

Durch die andauernd niedrigen Blutzuckerspiegel kann das wenige Insulin den Fettabbau nicht mehr behindern, die Freisetzung von Fettsäuren aus den Fettzellen wird geradezu entkoppelt. Fett steht dem Körper jetzt massenhaft zur Verfügung. Da jedoch die Fette normalerweise „im Feuer der Kohlenhydrate" verbrennen und Zucker ja gerade fehlt, kommt es nach kurzer Zeit zu einer Ansammlung von Fettabbaubruchstücken. Damit unser Körper diese Bruchstücke in Form von Energie verwerten kann, müssen sie einen Stoffwechselumweg nehmen, der üblicherweise nur in geringem Maße beschritten wird, die sogenannte Ketogenese (deshalb auch „Ketogene Diät"). Genau dieser Vorgang ist auch Dr. Atkins Hauptargument, denn mit zunehmender Diätdauer steigt neben der Ketonkörperverbrennung auch ihre Ausscheidung mit dem Urin von anfänglichen 3-15 mg auf bis zu zehn Gramm am Tag an [36]. Die erhöhte Ausscheidung kann man auf der Toilette mit sogenannten Ketosticks messen. Erreicht man mit 30 Gramm Kohlenhydraten täglich die Ketose nicht, werden sie so lange reduziert, bis dem Organismus schließlich nichts anderes mehr übrig bleibt.

Neben der Ausscheidung via Urin gehen auch über die Lunge geringe Mengen Ketone verloren. Das heißt, die in ihnen enthaltene Energie verschwindet unwiederbringlich. Dr. Atkins Argumentation: Weil wir die im Fett enthaltenen Kalorien sowieso teilweise als Ketonkörper wieder ausscheiden und unser Organismus nichts anderes mehr verbrennen kann als Fett, zählen die Kalorien nicht. Darüber hinaus wird durch die anabole Diät nämlich auch noch die Fettspeicherung in den Fettzellen stark gebremst; ohne Kohlenhydrate wird kaum noch Insulin produziert. Fett und Eiweiß dürfen deshalb uneingeschränkt gegessen werden. Auch der Muskelabbau kommt nicht sonderlich zum Tragen, denn einerseits wird genug Eiweiß über die Nahrung zugeführt, andererseits hat sich der Organismus nach einigen Wochen auf dieses Ernährungsregime eingestellt.

Aber das alles betraf bisher eher das Thema Gewichtsreduktion, was hat diese Kost beim Aufbau zu suchen? Selbstverständlich kann mit nur fett- und eiweißreichen Lebensmitteln auch ein Kalorienüberschuss und eine positive Stickstoffbilanz erzeugt werden, weshalb die Diät sich potenziell für die Aufbauphase eignet. Außerdem wird bei der „Bodybuildingvariante" nur an fünf bis sechs aufeinanderfolgenden Tagen Diät gehalten, an ein bis zwei Tagen (meist am Wochenende) werden viele Kohlenhydrate zugeführt und das Nahrungsfett je nach Diätform etwas oder stark reduziert.

Obwohl die anabole Diät in der Aufbauphase relativ selten angewendet wird, sei sie der Vollständigkeit halber an dieser Stelle diskutiert. Ihr Vorteil

Tab. 8 Beispiel für einen kohlenhydratarmen Tag aus der MUSCLE & FITNESS (modifiziert)

1. Frühstück	5 gekochte Eier mit 170 Gramm Schinken
2. Frühstück	200 Gramm Hüttenkäse
Mittagessen	225 Gramm Rindfleisch mit 60 Gramm Streichkäse und einer kleinen Scheibe Brot
Nachmittags-snack	170 Gramm Schnittkäse
Abendessen	225 Gramm Hühnchen mit stärkefreier Soße und einer Maistortilla
Spätmahlzeit	30 Gramm Nüsse mit 2 Scheiben Schnittkäse
Tagesbilanz	ca. 3000 kcal., 66 % Fett., 33 % Protein, 1 % Kohlenhydrate.

mag darin bestehen, dass durch die ständig niedrigen Insulinspiegel die Fettverbrennung maximiert und eine Fetteinspeicherung erschwert wird. Außerdem wird angeblich ein hormonelles Milieu geschaffen, das ähnlich dem während der Einnahme von anabolen Steroiden sein soll, denn schließlich wird durch viel Fett die Ausschüttung von Wachstumshormon, Testosteron und vielen anderen Hormonen angeregt [37]. Die Folge soll Muskelwachstum bei gleichzeitigem Körperfettverlust sein, insbesondere wenn man am kohlenhydratreichen Wochenende den Effekt des Insulins richtig auszunützen versteht.

Im Profibodybuilding scheint diese Art der Ernährung nicht sehr verbreitet zu sein, vor allem nicht in der Aufbauphase. Die Athleten der WBF hoben sich trotz anaboler Diät jedenfalls nicht in außergewöhnlicher Weise von ihren Konkurrenten in der IFBB ab und es wurde auch Kritik seitens der Wettkämpfer laut.

Tab. 9 Ketogene Diätformen in der Medizin (nach [35])

1. Traditionelle ketogene Diät mit langkettigen Fettsäuren
87-90 % der täglichen Nahrungskalorien entstammen dem Nahrungsfett. Bei übergewichtigen Personen wird etwas weniger Fett und dafür eine erhöhte Protein- und in geringem Maße auch Kohlenhydratzufuhr empfohlen. 1 Gramm Protein pro Kilogramm Körpergewicht sollte nicht unterschritten werden.

2. MCT-Diät
60 % der Kalorien als MCT-Fett, 10 % konventionelles Fett, 10 % Protein und 20 % Kohlenhydrate. Die MCT-Variante ist genauso effektiv, wie die traditionelle Form, es dürfen aber mehr Kohlenhydrate gegessen werden. Dadurch wird die Kost schmackhafter und die Diät ist besser durchzuhalten.

Hinweise zur Durchführung
Beide Varianten beginnen mit einer 2-5-tägigen Null-Diät, bis eine massive Ketose (kann im Urin mit Ketosticks gemessen werden) auftritt. Danach erfolgt stufenweise der Kostaufbau. Auf eine ausreichende Versorgung mit bei den ketogenen Diäten kritischen Mikronährstoffen ist streng zu achten (B-Vitamine, Vitamin C, Calcium, Eisen und Zink). Ein Multivitamin- und Calciumpräparat wird empfohlen! In der Regel wird eine ausreichende Kalorienversorgung angestrebt.

Unter Hobbysportlern ist diese Diät erfahrungsgemäß noch unpopulärer. Wer sich trotzdem daran versuchen möchte, sei auf das Buch „Die anabole Diät" von Klaus Arndt und Stephan Korte hingewiesen, in dem sich zahlreiche brauchbare Tipps für die Praxis finden [37].

In der Ernährungswissenschaft und Medizin werden Atkins Theorien bis heute rigoros abgelehnt: „Wegen der unkontrollierten Zufuhr von Fetten gesättigter Fettsäuren und möglicherweise hieraus resultierender Erhöhung der Cholesterinkonzentration im Serum sind solche Diäten nicht zu empfehlen." [34], so Professor Dr. med. Heinrich Kasper, ehemals an der Universitätsklinik in Würzburg tätig. In der Tat gibt es keinerlei wissenschaftlich fundierte Untersuchungen, die die Atkins-Diät jemals auf Herz und Nieren geprüft hätten.

Trotzdem ist der Autor in den USA sehr medienwirksam und beliebt und hat auch in Deutschland zwei Bücher publiziert [38,39]. Dies spiegelt sich in keiner Weise in der Fachwelt wider: Auf dem unlängst stattgefundenen American College of Cardiology-Kongress ließ sich Atkins auf eine Diskussion ein, in der er nicht viel Intelligentes zu seinen Thesen hervorzubringen hatte. Er musste sich die Anschuldigung gefallen lassen, dass man lieber erst Beweise erbringen und dann Bücher schreiben sollte und nicht umgekehrt [40].

Die von Dr. Atkins aufgeführten Stoffwechseleffekte sind aus verschiedenen Untersuchungen im Hungerzustand abgeleitet und prinzipiell richtig [41]. Lediglich eine Kleinigkeit wurde vergessen: Macht man sich die Mühe und rechnet einmal nach, wie viele Kalorien dem Körper durch die ausgeschiedenen Ketonkörper verloren gehen, kommt man – eine maximale Ketonausscheidung vorausgesetzt – auf unter 100 kcal. am Tag. Für einen Bodybuilder mit einer täglichen Energiezufuhr von 3000-4000 kcal. eher vernachlässigbar. Die Kalorien zählen also auch im Rahmen der Atkins-Diät! Außerdem ist diese Kostform eindeutig als Mangelernährung einzustufen: Die Autoren von Büchern zu diesem Thema räumen selbst ein, dass es bei strenger Einhaltung empfehlenswert ist, ein Multivitamin-/Mineralstoffpräparat einzunehmen [39]. Auch die mangelnde Ballaststoffversorgung muss künstlich ausgeglichen werden [37]. Der grundlegende Zweck einer ausgewogenen Kost besteht aber gerade darin, alle benötigten Stoffe in ausreichendem Maße bereitzustellen. Außerdem sind wegen der enormen Stoffwechselbelastung durch die hohe Purin- und Fettzufuhr, sowie aufgrund der maximierten Ketose noch zahlreiche weitere gesundheitliche Bedenken anzumelden [42].

Eine der gravierendsten Einschränkungen ist jedoch die, dass bei streng ketogenen Diäten kaum Obst und Gemüse verzehrt werden dürfen. Dabei gilt es heute als gesichert, dass eine obst- und gemüsereiche Kost der Entstehung von zahlreichen ernährungsabhängigen Krebsformen vorbeugen kann, während ein hoher Fettkonsum wahrscheinlich einige Krebsarten in ihrer Entstehung und Verbreitung begünstigt [43]. Außerdem bedingt die hohe Fettzufuhr auch eine verstärkte Aufnahme von zwar eigentlich erwünschten

„gesunden" Fetten. Diese sind aber gleichzeitig auch anfälliger für eine Zerstörung durch sogenannte freie Radikale, also hochreaktive und geladene Moleküle, die an der Entstehung zahlreicher Erkrankungen beteiligt sind. Die bei der Zerstörung der gesunden Fette entstehenden Bruchstücke sind ihrerseits auch wieder aggressiv und bedingen eine Kettenreaktion. Beendet werden solche Prozesse durch antioxidativ wirkende Stoffe wie Vitamin E, C, A, Selen und hunderte anderer Verbindungen, wie sie vor allem in Obst und Gemüse vorkommen. Der durch das viele Fett stark erhöhte Bedarf wird nur teilweise über die Diät selbst, dafür aber häufig über „antioxidative Supplements" gedeckt. Ob solche Nahrungsergänzungen sinnvoll sind, dazu kann bis heute kaum Stellung genommen werden, denn bisher wirkten diese in praktisch keiner Studie lebensverlängernd [44] oder gar leistungssteigernd [31]. Lediglich eine durch Sport an sich schon erhöhte Belastung mit freien Radikalen gilt als sicher [52] und der begegnet man am besten mit natürlichen Lebensmitteln wie Obst und Gemüse. Gerade diese sind in der Atkins-Diät aber nicht erlaubt – ein klares Defizit also. Zur Beruhigung des Sportlers sei noch erwähnt, dass unser Körper sehr ausgeklügelte Mechanismen besitzt, um sich gegen durch Sport produzierte freie Radikale zu wehren. Bei einer massiven Zufuhr ungesättigter Fette benötigt er allerdings Unterstützung.

Auch wenn dem Leser die Beurteilung der Atkins-Diät aus gesundheitlicher Sicht ungewöhnlich lange erschien, so ist es doch wichtig, über alle Risiken und Vorteile aufgeklärt zu sein, um dann seine eigene Entscheidung treffen zu können. Dieser Meinung sind übrigens auch die Herausgeber der MUSCLE & FITNESS, die bei dieser Ernährungsart große Bedenken anmelden. Personen mit Herzkreislauferkrankungen, Fettstoffwechselstörungen, mit Gicht oder solcherlei Krankheitsbildern in der näheren Verwandtschaft kann von der Atkins-Diät nur abgeraten werden. Auf jeden Fall ist die vorherige Kontaktierung eines Arztes zu empfehlen. Allen anderen Athleten soll sie nur als Notfallmaßnahme dienen, wenn nichts anderes funktioniert und am besten nur phasenweise eingesetzt werden.

Soviel zum wissenschaftlichen Fundament, nun zur Praxis: Wer das einmal vier oder mehr Wochen ausprobiert, wird sich wundern. Freut man sich die ersten Tage noch, dass es so gut geht und weil ja fast ohne Beschränkung gegessen werden darf, so hört der Spaß spätestens dann auf, wenn die Glykogenspeicher ganz leer sind. Da dann keine Kohlenhydrate in größerem Maße mehr zur Verfügung stehen, gerät jedes schwere Hanteltraining zur Tortur! Fett und Ketonkörper können zwar von der Muskulatur als Brennstoffquellen genutzt werden, allerdings nicht bei schwerem Bodybuildingtraining. Das dafür notwendige Stoffwechselsubstrat (Pyruvat) kann nur aus Kohlenhydraten gewonnen werden. Dazu muss die „Eiweiß-Zucker-Transformation" in hohem Maße ablaufen und das funktioniert nur langsam. Beim leichten aeroben Training findet dagegen keine Leistungseinschränkung statt. Dies ist nicht verwunderlich, denn die hier hauptsächlich verbrauchten Fettsäuren und Ketone stehen ja massenhaft zur Verfügung. Diese Ansichten teilt übrigens auch Jerry Brainum, Autor zahlreicher Bodybuildingpublikationen. Er erklärt, dass die Leistungsfähigkeit unter kohlenhydratarmer Kost beim leichten aeroben Training nicht beeinflusst wird, während beim Krafttraining mit komplexen Verbundübungen (Kniebeugen) eindeutig Leistungseinbußen zu verzeichnen sind. Bei Isolationsübungen (Beinstrecken) fand dagegen ebenfalls keine Leistungsminderung statt.

Trotz zurückgehender Hantelleistungen bleibt man zunächst motiviert, schließlich ist man ja schon in der ersten Woche sichtbar definierter geworden. Kein Wunder, schließlich wird durch das ständig niedrige Insulin jede Menge Wasser unter der Haut aus dem Körper gespült.

Weniger motivierend wirken sich der schon nach einigen Tagen zurückgehende Zeiger auf der Waage und die sinkenden Muskelumfänge aus. Alles nur eine Frage von mehr Kalorien und Flüssigkeit, sagt man sich. Nach dem ersten „Kohlenhydratwochenende" gesellt sich dann schon eine gewisse Unlust auf fettreiche Nahrungsmittel hinzu. Diese wächst im Laufe mehrerer Wochen zu einem geradezu unglaublichen Ekelgefühl vor Makrelenfilets ohne Beilage, Camembert und Schnittkäse, Schweineschnitzel natur, Rindersteaks mit Blattsalat, Eiern in allen Varianten und ähnlichen Köstlichkeiten heran. Einziger Lichtblick sind die kohlenhydratreichen Wochenenden an denen man allerdings so voll mit Wasser wird, dass man geradezu zur Unkenntlichkeit anschwillt. Außerdem steht der Körper ständig unter Stress!

Da der Blutzuckerspiegel und das Insulin so niedrig sind, muss der Leber dauernd signalisiert werden, dass mehr Zucker gebraucht wird. Das erreicht der Organismus durch die Stresshormone Adrenalin, Noradrenalin, Glucagon und Cortisol. Die Folge ist ein unaufhörliches „Sich-gehetzt-fühlen". Versucht man gleichzeitig, die zuckermangelbedingten Konzentrationsschwierigkeiten mit Kaffee zu beheben, verschlimmert sich die Situation noch. Wenn sich dann nach fünf oder sechs Wochen mit der vermeintlich anabolen Diät auch noch das Äußere nicht geradezu herkulisch verändert hat, ist man schließlich stark geneigt, das Handtuch zu werfen.

Diese Erfahrungen sind unzweifelhaft stark individueller Natur. Daher soll keiner davon abgehalten werden, dieses kleine Experiment an sich selbst zu vollziehen. Diese Aufforderung gilt allerdings nicht für Personen, die von den oben aufgeführten Krankheitsbildern betroffen sind.

Letztlich mag die anabole Diät für einige Athleten vielleicht eine Lösung zur Plateauüberwindung darstellen. Hinsichtlich des Muskelaufbaus verstößt diese Kostform jedoch gegen einige wichtige Grundlagen: Insulin, das anabolste Hormon des Körpers, wird nur an ein bis zwei Tagen pro Woche ausgenützt, was für einen effektiven Muskelaufbau wahrscheinlich zu wenig ist, so Chris Aceto. Auch die Tatsache, dass sich der Muskelaufbau nun einmal zu einem großen Teil aus Glykogen und Wasser zusammensetzt und die maximale Zellhydratation anabol wirkt, bleibt unberücksichtigt.

Weiterhin kann ein gleichzeitiger Muskelaufbau und Fettabbau nicht stattfinden, auch bei der anabolen Diät nicht! Also entweder mehr Kalorien essen und zunehmen, oder weniger Energie zuführen und schlanker werden. Nimmt man zuviel Energie zu sich, egal ob als Fett oder anders, wird der Überschuss irgendwann im Fettgewebe abgelegt. Das mag bei der anabolen Diät nicht so effektiv vonstatten gehen, passiert aber letztlich doch. Insbesondere die Aufladetage können diesen Vorgang beschleunigen.

Die aufgezeigten gesundheitlich negativen Seiten beziehen sich in der Regel auf die sehr strengen Formen der fettreichen Diäten, die eben den Verzehr pflanzlicher Lebensmittel sehr stark beschränken. Es gibt abgemilderte Varianten, die durchaus vertretbar sind. Außerdem pflegten ja auch die Ureinwohner Grönlands, die Inuit, eine sehr kohlenhydratarme, sowie fett-

und eiweißreiche Diät, wobei sie sich bester Gesundheit erfreuten [45]. Diese nahmen allerdings mit ihrem Kaltwasserfisch spezielle Fette auf, die sie vor verschiedenen Krankheiten schützten und hatten außerdem einen komplett anderen Lebenswandel. Diese Lebensweise ist mit den Regeln der Atkins-Diät nicht vergleichbar.

3.6 Zick-Zack-Diät: Die neue Variante

Während man bei den bisher vorgestellten Varianten der Aufbauernährung die Kalorienzufuhr schrittweise bis zur „Zunehmschwelle" anhob und dann relativ konstant hielt, ist die Vorgehensweise bei der Zick-Zack-Diät ganz anderer Natur. Nehmen wir beispielsweise einen Athleten, der zum Aufbauen 4000 kcal. am Tag benötigt. Er kann diese Kalorienzahl entweder an jedem Tag der Woche konstant beibehalten oder an einem Tag 2500 kcal. aufnehmen, am nächsten Tag 4500 kcal, usw. Nur im Wochendurchschnitt muss er auch bei den vorher ermittelten täglichen 4000 kcal. liegen. Tabelle 10 verdeutlicht dieses Beispiel.

Es gibt zahlreiche Varianten, wie man mit der Energie- und Nährstoffzufuhr zyklisch arbeiten kann. Der Zweck dieser Vorgehensweise liegt darin, dass möglichst viele der zugeführten Nährstoffe und Kalorien für den Aufbau neuer Muskelmasse verwendet werden und möglichst wenige zum Auffüllen der Fettdepots. Die Grundprinzipien – erhöhte Energiezufuhr in Verbindung mit ausreichend Protein, gut geplantem Training und Ruhe – bleiben aber dieselben.

Diese Ernährungsart ist im Leistungsbodybuilding recht weit verbreitet. Die einfachste Variante besteht darin, einmal pro Woche einen „Schummeltag" oder eine „Schummelmahlzeit" einzulegen. Zu diesem Zeitpunkt darf alles ohne Einschränkungen gegessen werden. Wer nach prominenten Vertretern fragt, bitte sehr: Der sechsfache Mr. Olympia Dorian Yates pflegte laut MUSCLE & FITNESS in seiner aktiven Zeit dieses Vorgehen sowohl in der Aufbauphase, als auch in der Wettkampfvorbereitung! Er argumentiert, dass dieses Ernährungsregime seinen Stoffwechsel beschleunigt. Arnold Schwarzenegger Classic-Gewinner und Vize Mr. Olympia Kevin Levrone

Tab. 10 Beispiel für die Kalorienverteilung im Verlauf einer Woche bei der Zick-Zack-Diät

	Konstante Kalorienzufuhr	Zick-Zack-Prinzip
Montag	4000 kcal.	4200 kcal.
Dienstag	4000 kcal.	3800 kcal.
Mittwoch	4000 kcal.	4500 kcal.
Donnerstag	4000 kcal.	3500 kcal.
Freitag	4000 kcal.	3700 kcal.
Samstag	4000 kcal.	4300 kcal.
Sonntag	4000 kcal.	4000 kcal.
Durchschnitt pro Tag	**4000 kcal.**	**4000 kcal.**

ist da schon etwas restriktiver: „Während ich außerhalb der Saison solche Lebensmittel wie Apfelkuchen und Eis einmal pro Woche esse, sind diese Dinge in der Wettkampfvorbereitung streng verboten." Auch der ehemalige Profibodybuilder Porter Cottrell pflegte seine eigene Form der Rotationsdiät, wie man sie auch nennen kann: Er hielt das ganze Jahr über unter der Woche eine streng fettarme Diät ein, aß aber am Wochenende jeweils alles, was ihm schmeckte.

Es gibt auch Möglichkeiten, diese Diät noch gezielter einzusetzen: Nach zwei bis drei Tagen bei wenig Kohlenhydraten in Kombination mit Training, um die Glykogenspeicher richtig leerzubekommen, folgen fünf bis zehn Tage, an denen sehr viele Kohlenhydrate und Kalorien verzehrt werden. Danach schließt sich wieder die Entladeprozedur an, usw. Der Sinn dieser Zyklen ist folgender: An den kalorienreichen Tagen werden die Kohlenhydratreserven voll, der Athlet speichert sehr viel Wasser und in Verbindung mit schwerem Hanteltraining findet ein intensiver Muskeleiweißaufbau statt.

Da wir aber wissen, dass in solchen Phasen mit zunehmender Dauer immer mehr Fett zugelegt wird und der Organismus dann auch aus Kohlenhydraten und Eiweiß Körperfett bilden kann, unterbricht man den Aufbauzyklus für einige Tage. Wie lange, das hängt vom persönlichen Stoffwechsel ab. An diesen „Entladetagen" werden bewusst weniger Kalorien und besonders wenig Kohlenhydrate gegessen. Damit erzeugt man für kurze Zeit eine negative Kalorienbilanz und bereitet die Glykogenreserven auf den neuen Wachstums- und Speicherzyklus vor. Sogar ein leichter Körperfettabbau kann erzielt werden. Nach zahlreichen solcher kurzfristig unterbrochenen Aufbauzyklen sollte man dann einen ansehnlichen Muskelzuwachs realisiert und dabei aber weniger Fett zugenommen haben, als wenn man durchgehend viele Kalorien gegessen hätte. In gewissem Sinne hat man also ein optimales Verhältnis an Muskel- und Fettaufbau erzielt.

Damit das auch wirklich klappt, müssen allerdings einige wichtige Regeln befolgt werden: Wie viele Aufbau- und Entladetage durchgeführt werden, hängt sehr stark davon ab, ob jemand stark zum Fettansatz neigt, oder nicht. Ein Athlet, der sehr schnell fett wird, muss vielleicht drei Tage lang entladen, kann aber wahrscheinlich nur vier bis sieben Aufbautage anschließen. Jemand, der weniger schnell Körperfett zulegt, braucht eventuell nur ein bis zwei Entladetage und kann dann sieben bis zehn Tage lang ungestört sein Aufbauprogramm verfolgen.

Die Ernährung an den Entladetagen ist auf jeden Fall eiweißbetont zu gestalten (je nach Kalorienzufuhr etwa 2 Gramm Protein pro Kilogramm Körpergewicht und Tag), schließlich erzeugen wir eine negative Kalorienbilanz und wollen keinesfalls, dass unsere neu aufgebauten Muskeln „angeknabbert" werden. Weiterhin müssen die Kohlenhydrate reduziert werden. Wie weit, das hängt sehr stark von den persönlichen Voraussetzungen ab. In der Regel reicht aber eine Verminderung auf 80-150 Gramm am Tag aus. Man kann dazu sowohl eine eiweiß- und fettreiche Kost wählen, als auch die Kohlenhydrate und das Fett niedrig halten, indem man nur fettarme Proteinquellen und Gemüse verzehrt.

Entschließt man sich dazu mehr Fett zu essen, sollten 1-1,5 Gramm Nahrungsfett pro Kilogramm Körpergewicht und Tag nicht wesentlich überschritten werden, da sonst nur Nahrungs- und kein Körperfett umgesetzt wird. Da man mit mehr Fett auch mehr Kalorien aufnimmt, kann die Proteinzufuhr in diesem Fall etwas niedriger gehalten werden.

Tabelle 11 liefert einige Anhaltspunkte für die „Entladekost" und im Diätteil des Buches finden sich noch mehr Orientierungshilfen. Eine im Urin messbare Ketose ist nicht notwendig, das Prinzip funktioniert auch so. Außerdem tritt die Ketonkörperproduktion auch nicht plötzlich auf, sondern steigt mit zunehmender Fettverbrennung langsam an. Werden die Ketonkörper im Urin messbar, heißt das lediglich, dass der Punkt überschritten wurde, an dem die Nieren alle Ketone zurückbehalten konnten.

Auch die Ernährung in den Aufladephasen muss individuell ausexperimentiert werden. Zumindest der erste Tag des Aufbauzyklus kann jedoch von fast allen Athleten problemlos als „Abfresstag" gestaltet werden, was je nach Vorlieben Mahlzeiten bei verschiedenen Fast Food Ketten, beim Italiener oder Griechen, usw. einschließt. Dieses Vorgehen tut der Psyche unglaublich gut. An den nächsten Tagen muss man dann oft schon wesentlich vorsichtiger sein. Je nach Stoffwechseltyp, Vorlieben und Veranlagung kann eine „Low Fat"-Kost, oder sogar eine Ernährungsweise mit höherem Kohlenhydrat- und Fettanteil eingehalten werden. Jeder Athlet muss sein Schema finden, auf keinen Fall sollte aber folgendes vergessen werden: In Stoffwechselstudien wurde deutlich, dass mit zunehmender Dauer eines Kalorienüberschusses immer mehr Körperfett eingespeichert wird und es war langfristig fast egal, ob die überflüssige Energie aus Eiweiß, Fett oder Kohlenhydraten kam. Kohlenhydrate und Eiweiß machen nur in den ersten Tagen nicht dick und genau dieser Effekt wird hier ausgenutzt. Also rechtzeitig die Bremse ziehen!

Auch das Training kann speziell an die Ernährungszyklen angepasst werden: Während der Entladephase ist ein Massetraining nicht sonderlich sinnvoll, denn um einen Muskelzuwachs zu erzielen, brauchen wir ausreichend Kalorien in Verbindung mit genug Eiweiß. Da wir an den Entladetagen aber gerade unter dem Kalorienbedarf bleiben wollen, um Körperfett und Glykogen einzuschmelzen, wird der Muskelwachstumsreiz kaum umgesetzt. Eine Ausnahme ist der letzte Entladetag: Wird hier ein knallhartes Trai-

Tab. 11 Richtlinien für fett- und eiweißbetonte Entladetage bei der zyklischen Diät

Zielstellung: Körperfett- und Glykogenreduktion.

Umsetzung: Die tägliche Kohlenhydrataufnahme soll zunächst auf weniger als 150 Gramm pro Tag begrenzt werden. Bei unbefriedigenden Fortschritten kann eine Absenkung unter 100 bzw. 50 Gramm pro Tag erwogen werden. Eine im Urin messbare Ketose ist in der Regel nicht nötig.

Lebensmittel: Zur Gesunderhaltung soll die Fett- und Eiweißzufuhr vor allem über pflanzliche Lebensmittel erhöht werden, nicht wie im Rahmen der Atkins-Diät empfohlen, vorwiegend über tierische Lebensmittel. Außerdem wird reichlich Gemüse zugeführt.

Reichlich werden verwendet: Gemüse und Salate aller Art, Gemüsesäfte, Meeresfische, magere tierische Lebensmittel (Putenbrust, Hüttenkäse, Magerjoghurt ohne Zuckerzusätze).

Sparsam werden eingesetzt: Nüsse, pflanzliche Öle (vor allem Raps-, Lein- und Olivenöl), fette Käsesorten (z.B. Feta und Mozzarella), fette Fleisch- und Wurstsorten, Eier.

Sehr sparsam werden eingesetzt: Tierische Fette (Butter, Schmalz, Sahne).

Getränke: Durch die niedrigen Insulinspiegel kommt es zu einer relativ stark ausgeprägten Wasserausscheidung. Zusätzlich sind die Nieren durch die hohe Eiweißzufuhr stark gefordert. Diese Probleme können durch sehr reichliche Flüssigkeitszufuhr minimiert, bzw. beseitigt werden. 2,5 Liter Flüssigkeit pro Tag sind die Minimalforderung.

Geeignet sind alle kohlenhydratfreien Getränke: Wasser, ungesüßter Tee, bzw. Kaffee, Light-Getränke. Koffein- bzw. theinhaltige Getränke gehen nicht in die Flüssigkeitsbilanz ein!

ning durchgeführt, kann dieser Reiz durch den folgenden „Fresstag" sehr gut ausgenutzt werden. Zum Glykogenabbau an den anderen Entspeicherungstagen reicht dagegen das Kaloriendefizit in Verbindung mit aerobem Training (Radfahren, Jogging, Walking, Schwimmen, usw.) bei relativ geringer Intensität und längerer Dauer (bis zu 60 Minuten).

Das aerobe Training hat außerdem den Sinn, das Kaloriendefizit und die niedrigen Insulinspiegel voll auszunützen und so die Fettverbrennung an den wenigen Entladetagen zu maximieren. Gleichzeitig wird dieses Ausdau-

Tab. 12 Bestimmung der Trainingsintensität für die Fettverbrennung

Faustformel zur Errechnung einer geeigneten Pulsfrequenz für die Fettverbrennung: 220 - Lebensalter = Maximaler Trainingspuls	**Beispiel:** Lebensalter 20 Jahre, d.h. 220 - 20 = 200 Schläge pro Minute (Maximaler Trainingspuls). Fettverbrennungsbereich = 100 bis 140 Schläge pro Minute.
Fettverbrennungsbereich: 50-75 % des maximalen Trainingspulses	

ertraining den Muskeln nicht schaden, wenn man genug Protein aufnimmt, die Intensität gering hält und nicht länger als maximal eine Stunde am Tag trainiert. Um den Intensitätsgrad objektiv einzuschätzen, kann man sich beim Cardiotraining an der Herzfrequenz orientieren (siehe Tab. 12), oder man meidet einfach das „Muskelbrennen". Wer partout kein aerobes Training ausführen will, kann auch ein Hanteltraining mit regenerativem Charakter ausführen: Mehr Sätze, wenig Gewicht, kurze Pausen und kein Muskelversagen.

An den Aufbautagen wird dann natürlich das Massetraining durchgeführt. Gerade weil an den Entladetagen ja eine eher regenerative Belastung erfolgt, kann man hier richtig zur Sache gehen: Jeder kann dann sein bevorzugtes Masseprogramm ausleben!

Von den zyklischen Ernährungsarten ist vor allem diejenige sehr beliebt, bei der an einem Tag oder einer Mahlzeit pro Woche die üblichen strengen Diätregeln des Bodybuilders gebrochen werden dürfen. Die aufwendigeren Varianten werden dagegen nur selten angewendet, obwohl sie vielleicht die derzeit am weitesten entwickelten und effektivsten Ernährungsstrategien des Bodybuildings darstellen. Der Grund dafür liegt sicher in den hohen Anforderungen hinsichtlich Ernährungswissen und vor allem Disziplin beim Essen. Schließlich reicht es hier nicht aus, die Bedingungen so ungefähr einzuhalten, sondern bis man genügend Erfahrung hat muss das Essen abgewogen und die Kalorien und Nährstoffgehalte berechnet werden. Auch die

Tatsache, einige Tage lang die Muskeln „schrumpfen" zu sehen, kommt für viele Athleten einer Katastrophe gleich. Dabei sind es bei richtiger Ausführung nur Glykogen und Wasser, die vorübergehend verschwinden. Das eigentliche Muskeleiweiß wird ja bei angepasster Proteinzufuhr vor Schaden bewahrt.

Die Kritik an den ketogenen Diäten gilt auch in diesem Rahmen, wenn zum Entladen vorwiegend tierische Lebensmittel und Fette verzehrt werden. Die gemachten Vorschläge zur kohlenhydratarmen Kost mit dem Schwerpunkt auf pflanzlichen Nahrungsmitteln und reichlich ungesättigten Fetten sind dagegen gesundheitlich gut vertretbar.

Es soll nicht unerwähnt bleiben, dass Hardgainer von dieser Aufbaukost wenig profitieren werden. Diese Sportler sollten besser mit der von Markus Rühl empfohlenen Methode arbeiten, da sie das Problem der Körperfett-zu-Muskelmasseverhältnis-Optimierung ganz einfach nicht haben. Für sie zählen allein genug Kalorien im Verhältnis zu optimalem Training und ausreichend Ruhe. Allen anderen kann ein Versuch mit dieser Methode im Sinne maximaler Fortschritte nur empfohlen werden.

Von pauschalen Zeitvorgaben für die Dauer der Aufbau- und Entladephasen muss deutlich Abstand genommen werden. Individuell auszuprobieren, welches Verhältnis von Entlade- zu Aufladetagen man braucht, um maximale Fortschritte zu erzielen, ist wesentlich effektiver. Am besten geht man nach Gefühl und Spiegelbild vor, da das Verhältnis in der Regel von Zyklus zu Zyklus unterschiedlich ist. Gerade zu Beginn können dabei auch einmal Misserfolge auftreten. Dieses Risiko besteht bei Experimenten immer, aber schließlich muss man Fehler machen, um aus ihnen zu lernen!

3.7 Fazit

Die meisten Trainierenden werden feststellen, dass sich mit fast allen vorgestellten Kostformen zumindest zeitweise gute bis sehr gute Muskelzuwächse einstellen, soweit das Training und die Erholung auf die jeweilige Ernährung abgestimmt werden. Trotzdem ist die Zick-Zack-Variante für Naturalathleten mit dem Problem, das Verhältnis von Muskelmasse- und Fettzunahme optimieren zu müssen, die vermutlich interessanteste Strategie. Es soll allerdings zum Ende des Aufbaukapitels noch betont werden, dass auch ohne strenge Ernährungsvorgaben oft gute Fortschritte hinsichtlich Muskelzuwachs möglich sind. Mit wenigstens zeitweise gezielter Planung der täglichen Mahlzeiten lassen sich jedoch eventuelle Plateaus hervorragend überwinden.

*

1. Dolezal, B.A. and J.A. Potteiger. Concurrent resistance and endurance training influences basal metabolic rate in nondieting individuals. Am. Phys. Soc. 85: 695-700 (1998)

2. Wirth, A. Adipositas. Springer-Verlag (2000)

3. Kreider, R. Dietary supplements and the promotion of muscle growth with resistance exercise. Sports Med. 2: 97-100 (1999)

4. Weider, J. Bodybuilding. Heyne Verlag (1991)

5. Flatt, J.P. Use and storage of carbohydrate and fat. Am. J. Clin. Nutr. 61: 952-959 (1995)

6. Acheson, K.J. et al. Glycogen storage capacity and de novo lipogenesis during massive carbohydrate overfeeding in man. Am. J. Clin. Nutr. 48: 240-247 (1988)

7. Biesalski, H.K. Taschenatlas der Ernährung. Thieme-Verlag (1999)

8. Green, A. et al. Creatine ingestion augments muscle creatine uptake and glycogen synthesis during carbohydrate feeding in man. J. Appl. Phys. 491: 63 (1996)

9. Bowtell, J.L. et al. Effect of oral glutamine on whole body carbohydrate storage during recovery from exhausive exercise. J. Appl. Physiol. 86: 1770-1777 (1999)

10. Stehle, P. et al. Glutamin – ein unentbehrlicher Nährstoff bei metabolischem Streß. EU 9: 318-328 (1996)

11. Häussinger, D. et al. Cellular hydratation state: an important determinant of protein catabolism in health and disease. Lancet 341: 1330-1332 (1993)

12. Die MUSCLE & FITNESS ist eine amerikanische Sportzeitschrift, die sich in ihrem Inhalt weniger an sog. Hardcoreathleten, sondern vielmehr an Fitness- und Breitensportler wendet.

13. Froschauer, S. Stahlhart – Rezepte für Fettabbau. Novagenics-Verlag (1996)

14. Bohlmann, F. Low Fat. GU-Verlag (2000)

15. Ellrott, T. et al. Fettfalle Supermarkt. Umschau/Braus (2000)

16. Rothwell N.J. et al. Insulin and thermogenesis. Int. J. Obes.12 (2): 93-102 (1988)

17. Zunft, H.F. et al. Einfache oder komplexe Kohlenhydrate: Welche sollen bevorzugt werden? Moderne Ernährung Heute 2: 1-5 (2001)

18. von Loeffelholz, C. et al. Einfluss veränderter Nährstoffrelationen und sportlicher Aktivität auf die Fettspeicherung bei gesunden Erwachsenen. Ernährung/Nutrition (in Drucklegung)

19. Horton, T.J. et al. Fat and carbohydrate overfeeding in humans: different effects on energy storage. Am. J. Clin. Nutr. 62: 19-29 (1995)

20. „Hardcoremagazin", eine Mischung aus Informationen zum Bodybuilding und viel Werbung.

21. Volek, J.S. et al. Testosterone and cortisol in relationship to dietary nutrients and resistance exercise. J. Appl. Phys. 82: 49-54 (1997)

22. Aloi, J.A. et al. Pulsatile intravenous gonadotropinreleasing hormone administration averts fasting induced hypogonadotropism and hypoandrogenemia in healthy, normal weight men. J. Clin. Endocrin. Metab. 82: 1543-1548 (1997)

23. Garrel, D.R. et al. Hormonal changes in normal men under marginally negative energy balance. Am. J. Clin Nutr. 39: 930-936 (1984)

24. Carbould, A.M. et al. Expression of types 1, 2 and 3 17-beta-hydroxy-steroid-dehydrogenase in subcutanous abdominal and intra-abdominal adipose tissue of women. J. Clin. Endocrinol. Metab. 83: 197-194 (1998)

25. Rose, D.P.: Dietary factors and breast cancer. Cancer Surveys 5: 671-687 (1986)

26. Kaklamani, V.G. et al. Dietary fat and carbohydrates are independently associated with circulating insulin-like growth factor-1 and insulin-like growth factor-binding protein 3 concentrations in healthy adults. J. Clin. Oncol. 17: 3291-3298 (1999)

27. Kari, F.W. et al. Roles for insulin-like growth factor-1 in mediating the anti-carcinogenic effects of caloric restriction. J. Nutr. Health Aging 3: 92-191 (1999)

28. Wolfram, C. et al. Fatty acids as regulators of lipid metabolism. Eur. J. Lipid Sci. Technol. 102: 746-759 (2000)

29. D.A.CH.: Etwa jeweils 10 % gesättigte, einfach ungesättigte und mehrfach ungesättigte Fettsäuren.

30. Wolfram, G. et al. Referenzwerte mit Gewähr – Richtwerte für die Fettzufuhr. EU 7: 274-283 (2001)

31. Berg, A. et al. Sport und Ernährung (Update) In: Kluthe, R. Ernährungsmedizin in der Praxis. Spitta Verlag (2001)

32. DiPasquale, M. The Anabolic Diet. Optimum Training Systems (Erscheinungsjahr nicht angegeben)

33. WBF steht für World Bodybuilding Federation. Diese Organisation wurde in den 90er Jahren von Vince McMahon, einem Veranstalter von Proficatchveranstaltungen ins Leben gerufen. Die WBF sollte die wichtigste Konkurrenz der International Federation of Bodybuilders (IFBB) werden, die seit langem als bedeutendste Organisation im Bodybuilding- und Fitnessbereich gilt; das Unternehmen scheiterte.

34. Kasper, H. Ernährungsmedizin und Diätetik. Urban & Schwarzenberg-Verlag (1996)

35. Anonym. Ketogene Diät. DGE info 3: 35-36 (2001)

36. Löffler, G. et al. Biochemie und Pathobiochemie. Springer-Verlag (1998)

37. Arndt, K et al. Die anabole Diät. Novagenics-Verlag (1997)

38. Atkins, R.C. Diät-Revolution. Fischer-Taschenbuch Verlag (1977)

39. Atkins, R.C. Die neue Atkins Diät. Mosaik-Verlag (1999)

40. Rudolph, H. Fett ja, Kohlenhydrate nein. Oder besser umgekehrt? ÄZ 56 (2001)

41. Hofmann, E. Medizinische Biochemie systematisch. Uni-Med-Verlag (1996)

42. Strube, H. Alternative Kostformen. In: Biesalski, H.K. Ernährungsmedizin. Thieme-Verlag (1999)

43. Stangl, G.I. Krebserkrankungen und präventives Potenzial der Ernährung. EU 48: 268-273 (2001)

44. Nickel, C. et al. Zur Biochemie des Alterns – ernährungswissenschaftliche Aspekte des Redoxstoffwechsels. EU 6: 224-230 (2001)

45. Singer, P. Omega-3-Fettsäuren. ZU-Verlag (1994)

46. Poehlmann, E.T. et al. Resistance training and energy balance. Int. J. Sport Nutr. 8 (2): 143-159 (1998)

47. Nelson, A.G. Muscle glycogen supercompensation is enhanced by prior creatine supplementation. Med. Sci. Sports Exerc. 33 (7): 1096-1100 (2001)

48. Varnier, M. et al. Stimulatory effect of glutamine on glycogen accumulation in human skeletal muscle. Am. J. Physiol. 269: 309-315 (1995)

49. Häussinger, D. et al. Regulation of cell function by the cellular hydration state. Am. J. Physiol. 267 (3): 343-355 (1994)

50. Waldegger, S. Effect of cellular hydration on protein metabolism. Minor Elektrolyte Metab. 23 (3-6): 201-205 (1997)

51. Rehner, G. et al. Biochemie der Ernährung. Spektrum-Verlag (1999)

52. Anonym. Stellungnahme des DGE-Arbeitskreises „Sport und Ernährung": Antioxidantien in der Sporternährung. DGE info 7: 102-103 (2001)

KAPITEL 4

STRATEGIEN FÜR DEN FETTABBAU

4.1 Übergewicht

Einige Leser zählen vielleicht zu den Menschen, die bei der Reduktion von Körperfett große Schwierigkeiten haben. Die hier gelieferten Informationen mögen helfen, das Problem mit den Fettpölsterchen aus einem etwas anderen Licht zu betrachten und ein Stück weit gelassener zu werden. Gleichzeitig liefert dieser Abschnitt auch wichtige Grundlageninformationen für das Verständnis der nachfolgenden Ausführungen.

Um die Mechanismen der Fettspeicherung und des Fettabbaus besser zu verstehen ist es nötig, das Rad der Zeit etwas zurückzudrehen. Genauer gesagt wollen wir uns kurz in das Zeitalter zurückversetzen, als der Mensch noch auf dem Weg zu seiner heutigen Entwicklung war. In dieser Zeit liegen nämlich wahrscheinlich die Ursprünge der jetzigen Übergewichtsproblematik.

Die wichtigste Aufgabe unserer Vorfahren vor einigen Millionen Jahren war das Jagen und Sammeln, also die Nahrungsbeschaffung. Da aber nicht jeden Tag ausreichend Energie zur Verfügung stand, überlebten vorwiegend diejenigen, die in ihren genetischen Anlagen ein hocheffektives Programm zur Speicherung jeder überflüssigen Kalorie entwickelt hatten. Hauptsächlich pflanzten sich natürlich auch diese Überlebenskünstler fort und das erklärt den großen Anteil an Übergewichtigen heute. Das Überlebensprogramm erkannte Fett als den perfekten Speicherstoff, da es sehr viel Energie liefert und dabei extrem wenig Platz braucht. Hätte der Mensch die ganze Energie, die er im Fettgewebe speichern kann, als Muskeln oder Glykogen angelegt, hätten wir alle die Ausmaße von Gorillas (oder von Bodybuildingprofis). Das wäre den damaligen Menschen aber nicht sehr entgegen gekommen, schließlich mussten sie für ihre täglichen Kämpfe und Jagden schnell und beweglich bleiben. Zusätzlich sorgte dieser „Sparsame Gentyp", wie er von manchen Wissenschaftlern auch genannt wird, dafür, dass in den Hungerperioden dann auch wirklich vorwiegend Fett verbrannt wurde und nicht etwa wertvolles Muskelprotein [1]!

Machen wir nun einen Sprung in die heutige Zeit: Erst seit etwa 50 Jahren leben wir hier im Nahrungsüberfluss und das ist fatal, denn wir sind genetisch nach wie vor auf „Speichern" programmiert. Während unser Erbe dem Großteil der Menschheit – der ja nach wie vor nicht genug zu essen hat – gute Dienste leistet, werden wir hier in den Industrienationen durch unsere Anlagen in Kombination mit zuviel Essen und zu wenig Bewegung krank. Tierschützer würden sagen, dass wir keine „artgerechte Haltung" genießen.

Gejagt und gesammelt wird heute bestenfalls noch im Supermarkt – aber natürlich ohne unsere wertvollen Energiereserven anzapfen zu müssen – schließlich müssen wir dem Einkaufswagen nicht kilometerweit hinterher jagen. Kampf- und Fluchtsituationen? Selten. Für die meisten von uns hat sich das Kampf- und Fluchtverhalten auf Streitigkeiten und Druck am Arbeitsplatz oder ähnliche Situationen reduziert. Unser Körper reagiert zwar noch mit einer vermehrten Ausschüttung von Stresshormonen, um reichlich Energie in Form von Fett und Traubenzucker für den „Kampf" (oder die Flucht) zur Verfügung zu stellen, aber diese schwimmen dann leider ungenutzt im Blut herum und so ist die Sache nicht gedacht. Raucht man dann zur vermeintlichen Beruhigung noch regelmäßig Zigaretten, oder konsumiert größere Mengen an Alkohol, verschärft sich die Stoffwechselsituation weiter. Die Folge sind Zivilisationskrankheiten wie Typ-2-Diabetes, Bluthochdruck, Schlaganfall, Herzinfarkt und andere. Die Lösung für die Übergewichts- und Stoffwechselproblematik wird häufig im Abnehmen gesucht, aber so einfach lässt sich ein Jahrmillionen altes Überlebensprogramm wie das unsere nicht austricksen.

Abnehmen kann jeder, aber danach fängt die Misere an: Der Jo-Jo-Effekt folgt auf dem Fuße! Die Chancen, das abgenommene Gewicht zu halten stehen schlecht: Nur zwölf von 100 Menschen sind dazu in der Lage, 75 % ihres anfänglichen Abnahmeerfolges über drei Jahre zu stabilisieren [2]. Weitere 57 von 100 Personen können lediglich 5 % Gewichtsabnahme halten und der Rest bringt nach drei Jahren mehr Gewicht auf die Waage, als vor der Diät. Diese Ergebnisse sind übrigens noch sehr optimistisch! Nur 192 von ehemals 1300 behandelten Übergewichtigen wurden mangels Erreichbarkeit in die gerade zitierte Studie einbezogen und das dürften noch die Motiviertesten gewesen sein. Es gibt auch Zahlen, die besagen, dass nur 3 % aller Diäthaltenden ihr reduziertes Gewicht über vier Jahre beibehalten können (das sind nur drei von 100 Personen) [3].

Woran liegt es denn nun, dass alle Diäten – auch die „guten" – scheitern? Der Ernährungswissenschaftler Nicolai Worm, aufgrund seiner kritischen Aussagen in Fachkreisen häufig angegriffen, hat in seinem Buch „Diätlos glücklich" [4] nach Antworten auf diese Frage gesucht. Wollen wir ihn hier einmal zu Wort kommen lassen: „Professor Ancel Keys hatte damals an der Universität von Minnesota zur Erforschung des Hungers und seiner Folgen 32 Freiwillige in seinem Stoffwechsellabor versammelt. Es handelte sich um junge gesunde, normalgewichtige Männer, die bereit waren, sich 56 Wochen lang in den Institutsräumlichkeiten einsperren zu lassen und sämtliche Aktivitäten, das heißt Essen, Trinken, Schlafen und ein Ausgleichstraining unter strenger Kontrolle durchzuführen. Sie hatten weder einen unbewachten Freigang noch eine andere Chance, an Essbares heranzukommen, abgesehen von den täglichen Testrationen. Über 24 Wochen erhielten sie eine Kost, die der Nahrung in Kriegsgefangenenlagern nachempfunden war, nämlich nur fünfzig Prozent ihres tatsächlichen Kalorienbedarfes. Die Kost enthielt dabei nur 17 % Fett, aber 58 % Kohlenhydrate und 25 % Eiweiß. Nach dieser Hungerphase wurden die Freiwilligen zwölf Wochen lang auf eine Aufbaukost gesetzt, die je nach Teilnehmergruppe entweder 2400, 2700, 3050 oder 3400 Kilokalorien enthielt. Daran schloss sich schließlich eine acht Wochen lange Phase an, in der von den gleichen Nahrungsmitteln gegessen werden konnte, soviel man wollte. Allerdings wurde jeder Bissen von einer gestrengen Forschungsassistentin registriert. Hierbei änderte sich übrigens automatisch das Verhältnis der Nährstoffe. Man konsumierte im Schnitt 35 Prozent Fett, 52 Prozent Kohlenhydrate und 14 Prozent Eiweiß – eine natürliche Nährstoffrelation, die besonders interessant sein könnte.

Die Effekte des Hungerns waren drastisch. Es muss wohl kaum erwähnt werden, dass die Teilnehmer angaben, ihre Gedanken seien nur noch um das Thema Essen gekreist, und sie hätten verheerende körperliche und psychische Qualen durchlitten. Aber es gab – wie bereits gesagt – nicht mehr, und so nahmen sie während der 24wöchigen Hungerphase siebzig Prozent ihres ursprünglichen Körperfettgehaltes ab." In seinen folgenden Ausführungen zeigt Nicolai Worm dann, dass bei der sich an die Hungerphase anschließenden Nahrungsüberschussperiode die Patienten zu massiven Störungen der Sättigungsregulation und unkontrollierbaren Hungerattacken neigten. Am Ende des Experimentes hatten die Teilnehmer durchschnittlich 74 % mehr Körperfett, als vor dem Hungerexperiment!

Noch interessanter wird die Sache aber, wenn man betrachtet, wie sich die Körperzusammensetzung während des gesamten Versuchs so verändert hat: Neben dem Fettanteil hatten sich im Hunger nämlich auch Muskeln und Bindegewebe auf 83 % ihres ursprünglichen Wertes zurückgebildet. Diese beiden Kompartimente erholten sich nach den „Fressperioden" auf 98 % des Ausgangsniveaus. Die Fettspeicher waren aber schon viel früher als Muskeln und Bindegewebe wieder auf Startniveau, trotzdem hielt das unkontrollierte „Überfressen" an, bis sich alle Gewebe erholt hatten. Erst dann schraubten die Testpersonen ohne äußeren Einfluss ihre Kalorienzufuhr wieder zurück. Das ergab am Ende eine Zunahme von 74 % Körperfett!

Bei einer Neuauswertung der Daten dieses „Minnesota-Experimentes" [5] schlussfolgerten die Forscher, dass unser Körper ein „Eiweißgedächtnis" und ein „Fettgedächtnis" besitzt. Machen wir eine Diät, scheint unser Körper direkt in der „Schaltzentrale", also im Gehirn, zu manipulieren, indem er unser normales Sättigungsgefühl einfach ausklinkt. Damit wird dafür Sorge getragen, dass alle wertvollen Bestände wieder aufgefüllt werden. Die Folge ist der wohlbekannte Jo-Jo-Effekt.

Dass es in der Tat unglaublich feine Regulationsvorgänge gibt, die das Gehirn über unsere Energiereserven genau informieren, zeigt die molekularbiologische Forschung der letzten Jahre [6,7]. Es muss aber noch eingeschoben werden, dass unser Körper auch versucht, allzu große Überschüsse auszugleichen: Wir haben beim Thema Muskelmasseaufbau gesehen, dass selbst Übergewichtige, wenn sie zunehmen, nicht nur Fett aufbauen, sondern auch Muskulatur. Die Erklärung dafür ist ganz einfach: Wenn der Körper merkt, dass zu viele Kalorien zugeführt werden, füllt er, wie gezeigt, zunächst die Energiespeicher für schlechte Zeiten. Hält dieser Zustand aber zu lange an, versucht er einer grenzenlosen Gewichtszunahme entgegenzutreten: Der Körper baut Gewebe auf, das viel Energie verbraucht (Muskeln), um wieder ein Gleichgewicht zu erreichen. Die Zunahme von neuer, energieverbrauchender Körpersubstanz ist nämlich eine der wenigen Strategien, die unser Organismus kennt, um sich gegen zu viele Kalorien zu wehren.

Dieses Energiegleichgewicht hält dann eine Zeit lang vor, eben bis wieder eine Periode mit zu vielen Kalorien kommt. Die Folge ist eine erneute Gewichtszunahme und so setzt sich dieser Teufelskreis fort. Das erklärt auch, warum kein Mensch konstant an Gewicht zunimmt, sondern der Gewichtsaufbau immer in Schüben erfolgt, durchsetzt von Perioden, in denen sogar eine Gewichtsabnahme stattfinden kann (das liegt meist an schwierigen Lebensumständen, Krankheiten, oder Diäten). Da die Mechanismen unseres Organismus, die mit einem Energieüberschuss fertig werden sollen, aber alles andere als perfekt sind, zeigt die Zunahmekurve für die meisten Menschen langfristig leider gnadenlos nach oben! Es gab und gibt für die meisten Personen auf der Erde bis vor 50 Jahren auch nicht die Notwendigkeit, sich an einen Überfluss zu gewöhnen.

Müssen Übergewichtige denn alle Hoffnung auf einen schlanken Körper aufgeben? Nein, es bedeutet aber wohl, dass Übergewicht kein vorübergehendes Problem ist, weil sich unser „Notstandssystem" nicht einfach abschalten lässt und für den Überfluss fehlen uns nun mal die richtigen „Verschwendungsprogramme". Übergewicht, oder die Anlage dazu, ist eine Angelegenheit, mit der man sich lebenslang auseinandersetzen wird, egal ob man etwas dagegen tut, oder nicht. Wer innerhalb seiner genetischen Vorgaben möglichst schlank sein will tut gut daran, den Bodybuilding-Lebensstil zu befolgen oder allgemein sehr sportlich und ernährungsbewusst zu sein: Eine Mischung aus Training (modernes „Jagen und Sammeln") und flexibel kontrolliertem Essen, wobei aber keine Lebensmittelgruppen völlig ausgeschlossen sind. Alles ist erlaubt, Überschüsse müssen eben wieder ausgeglichen werden. Durch mehr Muskeln und den Energieverbrauch während und nach dem Sport sind Trainierte in der Lage, kleine und größere Sünden beim Essen besser auszugleichen. Beispielsweise haben Bodybuilder einen höheren Kalorienumsatz und viel größere „Nichtfett-Energiespeicher". Schönes Essen, das Training und sich fit zu fühlen steigert die Lebensfreude viel stärker, als nur „alles essen dürfen" allein.

Es ist ebenfalls sehr wichtig, sich realistische Ziele zu setzen: Man sollte nicht ein genaues Zielgewicht oder einen exakten Körperfettanteil definieren, an dem man das ganze Jahr über krampfhaft festhält, sondern lieber einen bestimmten Bereich auswählen, in dem man sich bewegt. Statt 55 Kilogramm bei 12 % Körperfett über zwölf Monate anzustreben täte eine Beispielathletin besser daran, 55-60 Kilogramm mit 19 % Körperfett als Obergrenze für sich festzulegen. Dabei könnte diese Bodybuilderin für den Winter die Aufbauphase planen und dabei die Körpergewichts- und Fettanteilgrenze ausloten. Während der Aufbauphase kann somit auch die Ernährungsplanung etwas lockerer genommen werden, lediglich viel Obst und Gemüse bleiben das ganze Jahr über Teil des Speiseplans. Das tut Körper und Psyche gut! Gegen Ende der Wintermonate würde sich dann vielleicht eine erste strenge Ernährungsphase anschließen, um die Muskelmasse nochmals zu optimieren, aber möglichst kein weiteres Körperfett aufzubauen. Auf das Frühjahr und den Sommer würde unsere Athletin dann die Reduktionsphase legen, entsprechend umfangreicher käme dann das Ausdauertraining zum Tragen. Außerdem könnte beispielsweise versucht werden, mittels entsprechender Diätstrategien die gewünschten 55 Kilogramm bei 12 % Körperfett zu erreichen und möglichst lange zu halten. Im Herbst würde dann

Tab. 13 Körperfett und Erscheinungsbild, nach FLEX (modifiziert)

18 % Körperfett	Der Bauch hängt im Stehen nicht in großem Maße über den Gürtel.
15 % Körperfett	Bauchmuskeln sind zu erahnen, wenn auch nicht deutlich sichtbar.
12 % Körperfett	Die Abschnitte der Bauchmuskeln sind erkennbar.
9 % Körperfett	Untere Rückenstrecker sind definiert und haben „Christbaumzeichnung".
6 % Körperfett	Querstreifen auf den Gesäßmuskeln, Wettkampfform.

langsam wieder auf die Aufbauphase übergegangen werden. Mit einer solchen Vorgabe würde sich die grobe Trainings- und Ernährungsplanung für das Gesamtjahr praktisch von alleine ergeben. Eine solche Jahresplanung ist bezüglich der Figur wesentlich realistischer und weniger frustrierend als die Ziele, die sich viele Studiobesucher setzen. Leistungsathleten müssen sich dagegen selbstverständlich an ihren Wettkampfterminen orientieren.

Den wenigsten Menschen ist es vergönnt, das ganze Jahr über gut in Form zu sein. Man muss sich also letztlich darauf einstellen, mit seinen Genen zu leben. Das muss aber nicht Qual und Frust bedeuten, sondern kann mit der richtigen Einstellung auch in deutlich mehr Lebensfreude und sogar Gesundheit resultieren.

4.2 Prinzipien der Reduktionsphase im Bodybuilding

Nach der Aufbauphase zur Vermehrung der Muskelmasse folgt ein Zeitraum, in dem in besonderem Maße die Muskelqualität hervorgearbeitet werden soll. Je nach Ziel des Athleten bleibt es bei einem reinen Fettabbau (z.B. gute Sommerform), oder es schließt sich eine Phase an, in der auch der Wasserhaushalt manipuliert wird, um eine bestmögliche Schärfe des Muskelreliefs zu erreichen – die Höchstform wird angestrebt.

Prinzipiell ist eine Unterteilung dieses Zeitraums in eine Fettreduktionsphase und die unmittelbare Vorbereitung möglich. Die Reduktion des Körperfettanteils nimmt, je nach Ausgangsform, die längste Zeit in Anspruch und verläuft bei Fitnesssportlern und Wettkampfathleten im Wesentlichen nach denselben Prinzipien. Einzige Ausnahme ist die Tatsache, dass der Körperfettanteil von Wettkämpfern normalerweise unter dem eines Freizeitathleten liegen wird (siehe Tab. 13). Im Hinblick auf die Manipulation des Wasserhaushaltes trennt sich dann aber die Spreu vom Weizen. Die unmittelbare Wettkampfvorbereitung ist zwar relativ kurz, kennzeichnet sich aber durch große Entbehrungen und Disziplin seitens der Athleten. Je nach Status – Profi oder Freizeitsportler – kommen zu diesen Zeitpunkten bei vielen Wettkämpfern auch eine ganze Reihe von Pharmaka zum Einsatz [8-12].

4.3 Einflussfaktoren der Fettverbrennung

Will man seinen Körperfettanteil reduzieren, besteht der erste Schritt darin, die Faktoren zu identifizieren, die für die Erreichung dieses Ziels verändert werden müssen. Abbildung 9 liefert dem Leser einen Überblick über mögliche Ansatzpunkte. Man kann sehen, dass es entscheidende, weniger entscheidende und nicht entscheidende Einflüsse gibt.

Der zentrale Punkt einer jeden Gewichtsreduktion ist die Schaffung der bekannten negativen Kalorienbilanz. Ohne Kaloriendefizit wird der Körper nicht an seine Langzeitenergiereserven – also die Körperfettspeicher – gehen. An dieser Tatsache ändern auch irgendwelche Wunderdiäten und „Fettschmelze-über-Nacht-Tinkturen" nichts! Eine negative Energiebilanz wird durch zwei Dinge beeinflusst: Kalorienzufuhr und Kalorienverbrauch. Daraus leiten sich auch die wichtigsten Einflussfaktoren ab: Training und Muskelmasse verbrauchen Kalorien, während man über die richtige Lebensmittelauswahl geringere Energiemengen zuführt.

Dass man mit verschiedenen Kombinationen aus Eiweiß, Nahrungsfett und Kohlenhydraten den Abbau der Fettspeicher zusätzlich erleichtern kann, werden wir noch sehen. Dieser Punkt, genau wie die Tatsache, dass trainingserfahrene Personen von vornherein schon mehr Energie verbrauchen

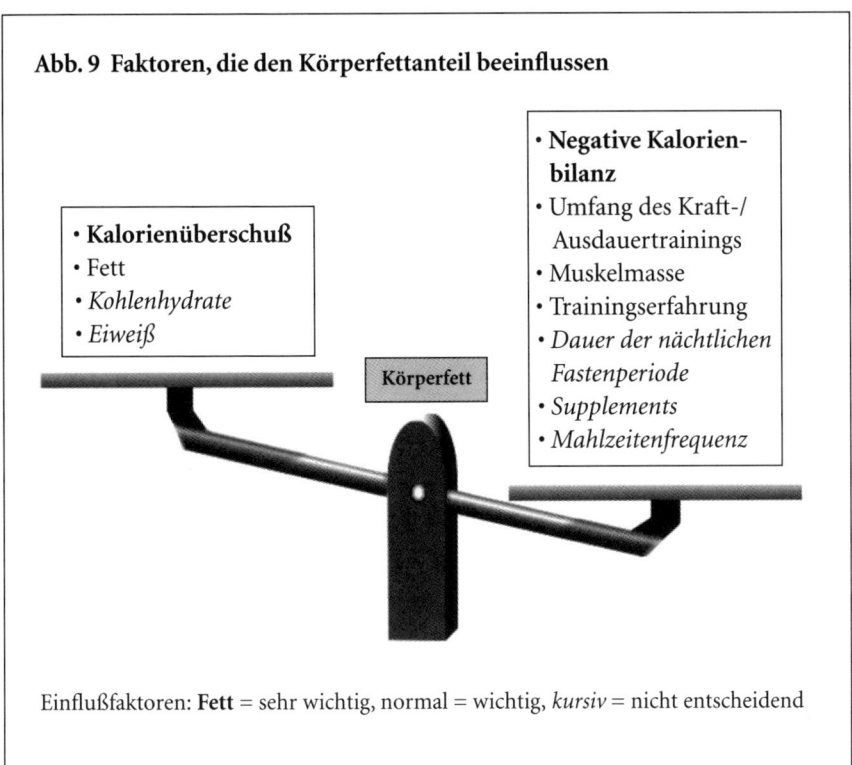

Abb. 9 Faktoren, die den Körperfettanteil beeinflussen

- **Kalorienüberschuß**
- Fett
- *Kohlenhydrate*
- *Eiweiß*

Körperfett

- **Negative Kalorien-bilanz**
- Umfang des Kraft-/ Ausdauertrainings
- Muskelmasse
- Trainingserfahrung
- *Dauer der nächtlichen Fastenperiode*
- *Supplements*
- *Mahlzeitenfrequenz*

Einflußfaktoren: **Fett** = sehr wichtig, normal = wichtig, *kursiv* = nicht entscheidend

[13,14,41] kommt in der Reduktionsdiät nur dann zum Tragen, wenn das geforderte Kaloriendefizit bereits erfüllt ist. Deswegen sind diese Punkte auch als weniger wichtig einzustufen. Mit Veränderung der Mahlzeitenhäufigkeit, der Dauer der nächtlichen Fastenperiode und mit Supplements kann unter den richtigen Umständen ein kleiner zusätzlicher Effekt erzielt werden. Insgesamt sind diese Faktoren aber von untergeordneter Bedeutung, wenn man sich nicht an die Grundlagen hält!

Im täglichen Leben halten abnehmwillige Personen häufig lediglich eine Reduktionsdiät ein, die restlichen Einflussfaktoren bleiben unberücksichtigt. Als Folge wird kurzfristig stark abgenommen, nach der Diät wird deswegen dann auch wieder „normal" gegessen. Schließlich hat man sein Ziel ja erreicht. Was passieren muss, liegt klar auf der Hand: Das „normale"

Essen hat die betreffende Person vorher dick gemacht und das ist nach einer Reduktionsphase nicht anders. Im Gegenteil – es geht dann sogar schneller. Langfristig kann aber nur die Kombination aus bewusstem Essen und Sport zum Erfolg führen. Es gibt sogar Untersuchungen, die andeuten, dass Sport gerade nach der Diät wahrscheinlich die einzige Möglichkeit ist, abgenommenes Gewicht zu stabilisieren (Literatur siehe [23]).

Dass diese Grundlagen oft nicht berücksichtigt werden, ist der Grund, warum viele Übergewichtige ihre Bemühungen irgendwann abbrechen und frustriert wieder zunehmen: Der bekannte „Jo-Jo-Effekt". Die Konsequenzen für so ein Verhalten hat der Leser ja schon in der Einleitung zu diesem Kapitel erkennen müssen: Auf diese Weise durchgeführte Reduktionsphasen machen langfristig dick, denn sie greifen Muskelmasse und Bindegewebe an und veranlassen den Stoffwechsel, sich noch stärker auf „Sparen" einzustellen.

4.3.1 Kraft- und Ausdauertraining für den Fettabbau?

Für viele Kraftsportler ist Ausdauertraining nach wie vor ein Tabu, meist aus Angst heraus, man könnte den eigenen Muskeln quasi davonlaufen oder -radeln. Dass dem nicht so ist, zeigt heute jeder Leistungsbodybuilder auf der Wettkampfbühne. Schließlich ist es kein Zufall, dass Mr. Olympia Ronnie Coleman in der Vorbereitung auf den bedeutendsten Wettkampf des Jahres täglich mehrere Stunden auf dem Laufband verbringt. Auch Markus Rühl bringt laut SPORTREVUE vor Wettkämpfen täglich 75 Minuten aerobes Training hinter sich und das Erfolgsgeheimnis für den minimalen Körperfettanteil des ehemaligen Mr. Olympia Dorian Yates bestand in der Kombination aus aerobem Training und Diät.

Der Grundumsatz (oder richtiger, Ruheumsatz) ist die Menge an Kalorien, die ein Mensch verbraucht, wenn er den ganzen Tag nur liegt und nichts tut. Dieser Ruheenergieverbrauch macht etwa 60 % der täglich verbrannten Kalorien aus, also den überwiegenden Teil! Die dabei umgesetzte Energie wird für Atmung, Gehirnfunktion, Erhaltung der Körpertemperatur, usw. benötigt. Der Einfluss der verschiedenen Trainingsarten auf den Ruheenergieverbrauch ist noch nicht restlos geklärt; mit hoher Wahrscheinlichkeit wird dieser aber gesteigert [13-16,42-47]. Zur langfristigen Körperfettkontrolle ist die Kombination beider Belastungsformen (Krafttraining/anaerob und Ausdauertraining/aerob) theoretisch am besten geeignet.

Wer nach Studien verlangt, die gibt es: An 30 gut trainierten, gesunden Männern sollte untersucht werden, welche Trainingsstrategie für den Fettabbau am besten funktioniert: Nur Gewichtstraining, nur Ausdauertraining, oder eine Kombination aus beiden Komponenten [16]. Die Studie wurde über zehn Wochen durchgeführt, den Trainingsaufbau kann der Leser aus Tabelle 14 entnehmen. Keine der Gruppen hielt während dieser Zeit gezielt eine Reduktionsdiät ein, untersucht wurde der reine Trainingseffekt. Alle Gruppen verloren Körperfett, an Muskelmasse nahmen allerdings nur die Teilnehmer zu, die zusätzlich Hanteltraining betrieben hatten (siehe Tabelle 15). Die reine Ausdauergruppe verlor sogar Muskeln! Interessant ist aber, dass die Kombinationsgruppe sowohl am meisten Fett abbaute, als auch am deutlichsten fettfreie Masse zulegte.

Aber gleichzeitig Muskelmasse aufbauen und Fett verlieren geht doch nicht, oder? Richtig, nicht unmittelbar nebeneinander, etwas zeitversetzt aber schon! Man könnte spekulieren, dass das zusätzlich zum Gewichtstraining ausgeführte, leichte Ausdauertraining in den ersten Wochen die Versorgung der Muskeln verbesserte (vermehrter Anstrom von Nährstoffen, verstärkte Kapillarisierung) und so die Regeneration und das Wachstum angekurbelt hat. Das intensivere Training und der größere Umfang des Programms in den letzten Wochen hätten dagegen dann den Fettabbau bewirkt.

Durch den Aufbau von Muskelmasse stieg in der Untersuchung der Ruheenergieverbrauch, denn Muskeln verbrauchen 24 Stunden am Tag Kalorien und sind der wichtigste Fettverbrenner des Körpers. In der Einleitung zu diesem Kapitel wurde aufgezeigt, dass unser Organismus mit Hilfe von Muskelaufbau einer unbegrenzten Gewichtzunahme vorbeugen will. Aus den gerade vorgestellten Ergebnissen lässt sich folgern, dass ein Muskelaufbautraining, neben gezielten Veränderungen im Essverhalten, eine der wichtigsten Strategien im langfristigen Kampf gegen Übergewicht darstellen könnte

Tab. 14 Studienaufbau zur Untersuchung von ausschließlichem Hanteltraining, ausschließlichem Ausdauertraining oder beiden Trainingsarten zum Körperfettabbau (nach [16])

An 30 gesunden jungen Männern sollte getestet werden, welche Trainingsstrategie am besten zur Verminderung des Körperfettes beiträgt. Untersucht wurden drei Gruppen, die entweder nur das Hanteltraining, nur das Ausdauertraining, oder eine Kombination aus beiden durchführten. Das Kraftprogramm fiel folgendermaßen aus:

Montag: Oberkörper	Mittwoch: Unterkörper	Freitag: Oberkörper
• Bankdrücken • KH-Schrägbankdrücken • Latziehen • Kabelrudern sitzend • Schulterdrücken • Rudern aufrecht • Bizepscurls • Trizepspushdowns	• LH-Kniebeugen • Beinstrecken • Beincurls	• Bankdrücken • KH-Schrägbankdrücken • Latziehen • Kabelrudern sitzend • Schulterdrücken • Rudern aufrecht • Bizepscurls • Trizepspushdowns

Woche 1-2: Von jeder Übung wurden drei Sätze absolviert. Es wurde ein Gewicht gewählt, das 15 Wiederholungen bis zum Muskelversagen erlaubte.

Woche 3-10: Ebenfalls drei Sätze pro Übung. Allerdings wurde die Belastung so gestaltet, dass beim ersten Satz 10-12, beim zweiten Satz 8-10 und beim letzten Satz 4-8 Wiederholungen möglich waren.

Im Anschluss an jede Krafttrainingseinheit führte die Gruppe, die beide Trainingsarten testete, noch das folgende Laufprogramm der Ausdauergruppe aus:

Woche 1-2: 25 Minuten bei 25-65 % der maximalen Herzschlagfrequenz.

Woche 3-6: 35 Minuten bei 65-75 % der maximalen Herzschlagfrequenz.

Woche 6-10: 40 Minuten bei 75-85 % der maximalen Herzschlagfrequenz.

und ein unter falschen Ernährungsbedingungen betriebenes reines Ausdauertraining hier langfristig sogar negativ wirken kann. Da der Gesamtenergieverbrauch beim Ausdauersport aber wesentlich höher liegt als beim Krafttraining und Ausdauerathleten durch ihr vieles Training in der Regel

Tab. 15 Ergebnisse zur Untersuchung von ausschließlichem Hanteltraining, ausschließlichem Ausdauertraining oder beiden Trainingsarten zum Körperfettabbau (nach [16])

Studiendauer: 10 Wochen	Kraft Gruppe	Ausdauer Gruppe	Beides	Kraft Gruppe	Ausdauer Gruppe	Beides
Gruppen/Parameter	vorher	vorher	vorher	nachher	nachher	nachher
Körpergewicht in kg	76,9	74,0	72,8	78,5	71,5	73,4
Körperfett in %	15,4	11,8	12,2	14,0	9,5	8,7
Fettmasse in kg	11,9	8,8	9,1	11,1	6,8	6,5
Fettfreie Masse in kg	65,0	65,2	63,7	67,3	64,6	66,9

einen niedrigeren Ruheenergieverbrauch ausgleichen können (sonst wären viele Marathonläufer übergewichtig), bietet sich die Kombination aus beiden Disziplinen zur Gewichtskontrolle geradezu an. Für Bodybuilder, die eine optimale Körperzusammensetzung anstreben, zeigt diese Studie außerdem, dass Ausdauertraining ein extrem wichtiges Werkzeug im Kampf gegen Körperfett darstellt, wobei die Muskulatur bei richtiger Anwendung offensichtlich keinen Schaden nimmt.

Eine zweite Studie, welche die Veränderungen der Körperzusammensetzung bei weiblichen Natural-Wettkampfbodybuilderinnen in der Vorbereitungsphase erfasste [17], soll diesen Eindruck noch verstärken: Die Athletinnen begannen die Wettkampfvorbereitungsphase mit einem durchschnittlichen Körperfettgehalt von 18,3 %, der bis zum Wettkampf auf 12,7 % sank. Hinsichtlich ihres Gewichtstrainingsprogramms führten die Bodybuilderinnen pro Körperteil zwei bis drei Sätze mit 10-12 Wiederholungen und einen Satz mit sechs Wiederholungen aus. Trainiert wurde an fünf bis sechs Tagen in der Woche. Ausdauertraining absolvierten die Sportlerinnen in den ersten acht Wochen der Vorbereitungsperiode sechs bis sieben Stunden pro Woche, in den letzten vier Wochen wurde der Umfang des aeroben Trainings dann auf zehn bis zwölf Stunden ausgedehnt.

Alle Teilnehmerinnen platzierten sich beim anschließenden Wettbewerb in vorderen Rängen. Noch beeindruckender sind aber die erzielten Veränderungen der Körperzusammensetzung: Im Schnitt wurden 5,8 Kilogramm Gewicht abgenommen, wovon 4,4 Kilogramm Körperfett waren. Die restlichen 1,4 Kilogramm waren fettfreie Masse. Diese abgenommene fettfreie Masse bestand (erwartungsgemäß) vorwiegend aus Wasser. Die Bodybuilderinnen hatten also trotz des extremen Ausdauertrainings so gut wie keine Muskelmasse eingebüßt, dabei aber deutlich Körperfett abgebaut – ohne den Einsatz von Pharmaka!

Beiden Untersuchungen ist gemeinsam, dass der wöchentliche Trainingsumfang nach und nach höhergeschraubt wurde, um die Fettverbrennung nicht zum Stillstand kommen zu lassen. Da bei keiner der bisher vorgestellten Studien die Kalorienzufuhr kontrolliert wurde, wollen wir uns noch kurz anschauen, was Training in Verbindung mit sehr wenig Kalorien bewirkt: Bei einem Versuch an 40 übergewichtigen Frauen, die über acht Wochen 520 kcal. pro Tag mit Kraft- oder Ausdauertraining kombinierten, konnte in jeder Gruppe eine Gewichtsabnahme von 16-18 Kilogramm erreicht werden [18]. Beide nahmen vorwiegend Körperfett ab, erstaunlicherweise war die Muskelmasse aber ebenfalls in gleichem Ausmaß (um 4-5 kg) vermindert. Interpretiert man diese Ergebnisse für Bodybuilder, schadet oder nützt Krafttraining bei extremer Kalorienreduktion und starker Gewichtsabnahme kein bisschen mehr als Ausdauerarbeit. Die Höhe der Kalorienzufuhr beeinflusst ganz entscheidend den Trainingseffekt, eine Situation also, die wir vom Masseaufbau schon kennen.

Fällt das Ausmaß der Gewichtsreduktion und Kalorienbeschränkung geringer aus (bis 10 kg), scheint Krafttraining hinsichtlich der Erhaltung von Muskelmasse dem Ausdauertraining leicht überlegen zu sein [19,48]. Insgesamt zeigt die Datenlage auf alle Fälle, dass aerobes Training den Muskeln nicht schadet, sondern eher nützt, wenn man es richtig plant.

Ein wichtiger Punkt für die Erhaltung der Muskulatur ist die Intensität des aeroben Trainings während der Diätphase. Obwohl es hier sehr unterschiedliche Ansichten gibt, fahren viele Athleten mit einer eher niedrigen Intensität (siehe Beispiel Tab. 12) und längerer Dauer in punkto Muskelmasseerhalt und Fettabbau besser. Dazu der sechsfache Mr. Olympia Dorian Yates: „In Bezug auf meine bevorzugten Aktivitäten gehe ich im Freien in schnellem Tempo, nutze ein Laufband mit einer leichten Steigung und fahre Rad. Ich glaube an moderate Intensität für die aerobe Aktivität – ich bleibe normalerweise innerhalb von 65-75 % meiner maximalen Herzfrequenz." Auf diese Weise nutzt der Körper nämlich auch vorwiegend Körperfett für die Energieproduktion und nicht Kohlenhydrate (siehe Abb. 6). Die Pulsfrequenz muss übrigens nicht unbedingt gemessen werden, um ein effektives Fettstoffwechseltraining zu betreiben! Solange man nicht vor Anstrengung keucht und die Muskeln nicht vor lauter Übersäuerung brennen kann davon ausgegangen werden, dass Fett aus den Fettzellen die benötigte Energie liefert. Ein Schlüsselfaktor für das Ausmaß der Fettverbrennung ist auch die Dauer des aeroben Trainings: Je länger trainiert wird, desto größer wird der Anteil der Fette an der Energiebereitstellung (siehe Abb. 10) und desto weniger muss man die Intensität beachten, sie regelt sich dann nämlich von selbst [49].

Wer in der Diätphase sehr viele Kohlenhydrate essen kann, mag mit intensiverem Ausdauertraining besser fahren. Der Ernährungs- und Trainingsberater der Spitzensportler, Charles Poliquin, empfiehlt in einem Interview der SPORTREVUE beispielsweise, nur hochintensive Sprints zum Fettabbau durchzuführen. Eine Erklärung für diese Empfehlung liegt vielleicht darin, dass man nach hochintensivem Intervalltraining (bis zu 85 % des Maximums, siehe Tab. 12) den ganzen Tag lang auch in Ruhe etwas mehr Kalorien verbrennt, nämlich bis zu 160 kcal. mehr pro 24 Stunden. Persönliche Erfahrungen mit dieser Variante fielen gemischt aus. Anstrengendes Krafttraining erhöht den Energieverbrauch nach dem Training sowieso schon [20], weshalb die Kombination mit niedrigintensivem, dafür aber umfangreicherem Ausdauertraining sinnvoller erscheint, um den Gesamtverbrauch noch effektiver zu steigern.

Athleten, die eine sehr kohlenhydratarme Diätform bevorzugen, müssen auf jeden Fall mit niedriger Intensität trainieren, da sonst möglicherweise Muskelgewebe eingeschmolzen wird. Der normalerweise erst spät einsetzende Abbau von Muskeleiweiß beim Training (siehe Abb. 10) kann bei leeren Kohlenhydratspeichern nämlich viel stärker ausfallen [21].

Auch ein Intervalltraining mag zum Fettabbau einen Versuch wert sein. Dabei wird zwischen kurzen, sehr anstrengenden Sprinteinlagen und länger dauernden, wenig anspruchsvollen Abschnitten in einer Ausdauereinheit abgewechselt. Bergsprints mit Bergab- und Geradeauslauf wären ein Beispiel dafür. Es gibt Hinweise darauf, dass auf diese Weise beim Sportler mehr Kalorien verbraucht werden können [50].

Eine Kompromiss besteht vielleicht darin, die Intensität der Ausdauereinheiten zyklisch zu gestalten: Zu Beginn der Diätphase, wenn noch mehr Kalorien am Tag gegessen werden dürfen, könnte man relativ kurze und intensive Einheiten ausführen, die im anaeroben Bereich liegen (bis zu 85 % der maximalen Herzfrequenz und mehr, siehe Tab. 12). Durch diese Maßnahme erhält der Körper nämlich die Information, dass er mehr Sauerstoff transportieren muss, um die arbeitenden Muskeln besser versorgen zu können. Die Folge ist, dass in Muskeln und Blut mehr Eiweiße produziert werden, die diese Aufgabe übernehmen (dazu wird Eisen benötigt, also in dieser Phase etwas mehr Fleisch essen). Mehr Sauerstoff im Muskel heißt aber auch, es kann mehr Fett verbrannt werden. Geht man nach einiger Zeit mit Sprints nun auf ein umfangreiches Ausdauertraining mit niedriger Intensität über (50-75 % der maximalen Herzfrequenz, siehe Tab. 12), kann Fett besser als Brennstoff genutzt werden.

4.3.2 Dauer und Häufigkeit des Ausdauertrainings

Es gibt Personen, für die ein sichtbarer Fettabbau nur sehr schwer erreichbar ist. Dieses Problem betrifft besonders oft weibliche Athleten. Hier können vielleicht folgende Maßnahmen den Weg zum Erfolg ebnen: Zunächst sollte das Ausdauertraining auf jeden Fall auf über eine Stunde pro Einheit verlängert werden. Abbildung 10 zeigt eindrucksvoll, wie stark das Ausmaß der Fettverbrennung von der Trainingsdauer abhängt. Zu Beginn eines jeden Trainings werden fast nur energiereiche Phosphate und Kohlenhydrate umgesetzt. Erst nach und nach gewinnt die Fettverbrennung an Bedeutung, bis dann bei über 60 Minuten Ausdauertraining fast nur noch Fett zur Energieproduktion herangezogen wird. Deswegen sollte sich der Ausdauerteil auch immer an das Gewichtstraining anschließen, denn mit anstrengendem Hanteltraining verbrennt man ja sowieso fast ausschließlich Kohlenhydrate (siehe Abb. 6). Hinterher kann man dann mit dem aeroben Training quasi sofort in die Fettverbrennung einsteigen.

Nach Meinung des amerikanischen Wissenschaftlers Edmund R. Burke werden die Muskeln darauf programmiert, besonders Fett als Energiequelle zu nutzen, indem man die Dauer der aeroben Einheiten auf jeweils länger als zwei Stunden am Stück ausdehnt [22]. Das mag zwar richtig sein, ist aber in der Praxis für die meisten berufstätigen Menschen längerfristig kaum durchführbar. Solche Maßnahmen sollten gerade für Bodybuilder nur auf kurze Zeit und den „Notfall" beschränkt bleiben, da sie mit Übertraining und Muskelverlusten einhergehen können. Die Trainingshäufigkeit richtet sich nach individuellen Voraussetzungen: Manchen Sportlern mit Schwierigkeiten beim Fettabbau reichen drei oder vier Einheiten zu je 70-90 Minuten pro Woche, andere brauchen bis zu sieben mal und noch häufiger Ausdauertraining.

Die mit Hilfe der Naturalbodybuilderinnen durchgeführte Studie hat sehr schön gezeigt, dass man auch den Ausdauerbereich schrittweise aufbauen sollte: Während in den ersten Wochen eine Stunde aerobes Training am Tag ausreichte, wurde gegen Ende der Vorbereitung täglich 90 Minuten trainiert. Der Körper gewöhnt sich an den Umfang des Ausdauertrainings. Wenn nach einigen Wochen in punkto Fettverbrennung nichts mehr geht, muss man entweder häufiger, mehr, oder intensiver trainieren.

Dieser Ansicht ist übrigens auch der Mr. Olympia-Teilnehmer Shawn Ray: „Wenn ich damit beginne, mich auf einen Wettkampf vorzubereiten, fange ich mit sehr leichter aerober Aktivität an. Nach einigen Wochen mit ca. 20minütigen Einheiten, zwei- bis dreimal pro Woche, erhöhe ich die Dauer meiner aeroben Aktivität langsam. Erst an diesem Punkt beginnt mein wahres aerobes Programm." Shawn Ray steigert den Umfang seiner Cardiotätigkeit zunächst auf tägliche 30 Minuten und arbeitet sich auf je eine halbe Stunde morgens und abends voran. Danach fügt er jeder Trainingseinheit weitere 15 Minuten hinzu. Ray verbringt z.B. morgens 25 Minuten auf dem Stepper und 20 Minuten auf dem Lautband, um dann abends für 20 Minuten auf dem Fahrradergometer und nochmals 25 Minuten auf dem Stepper in sein Studio zurückzukehren. „Nebenbei" wird noch sechs mal in der Woche mit Gewichten gearbeitet: Jeweils morgens und abends eine Muskelgruppe zu seinen aeroben Einheiten. Der mehrmalige Vize-Olympian behält 90-100 Minuten Cardiotraining pro Tag bis eine Woche vor dem Wettkampf bei. Wer Shawn Rays unglaubliche Wettkampfform kennt kann jetzt ermessen, wie viel Arbeit sie kostet.

Seine Alternative, das aerobe Training auf zwei Einheiten am Tag aufzuteilen, ist scheinbar sehr effektiv [51]: Würde man normalerweise 90 Minuten am Stück trainieren, könnte stattdessen morgens 30 Minuten stramm ins Büro gegangen und abends 60 Minuten geradelt werden. Manche Sportler sind der Meinung, dass die Fettverbrennung bei der zweiten Einheit des Tages besonders effektiv funktioniert!

Für schwere Fälle gibt es noch zwei weitere Möglichkeiten, den Fettabbau voranzutreiben: Eine der effektivsten Varianten zur Fettreduktion überhaupt besteht in der Kombination aus kohlenhydratarmen Diäten und aeroben Trainingseinheiten von über einer Stunde Dauer. Die Gründe lauten wie folgt: Dem Körper steht bei dieser Methode eigentlich nur noch Körperfett als umfangreiche Energiequelle zur Verfügung, sofern mit niedriger Intensität trainiert wird. Dehnt man nun die aeroben Einheiten noch über eine Stunde aus, schmilzt das Fett wie Butter in der Sonne! Bei dieser Form des Fettabbaus muss aber unbedingt auf eine ausreichende Proteinzufuhr geachtet werden.

Als letzte Möglichkeit soll gezeigt werden, dass das aerobe Training besonders effektiv nüchtern am Morgen Körperfett verbrennt. Das ist leicht vorstellbar, schließlich haben wir gesehen, dass schon während einer achtstündigen Schlafphase relativ viel Fett umgesetzt wird. Schließt man nun morgens noch ein niedrigintensives Ausdauertraining an, kombiniert man zwei hocheffektive Methoden miteinander. Aus Erfahrung muss allerdings gesagt werden, dass dies eine Methode ist, welche die wenigsten Athleten lange durchhalten können. Ihr Einsatz wird deswegen für viele Personen auf einige Wochen im Jahr beschränkt bleiben. Dorian Yates ist übrigens ein Ver-

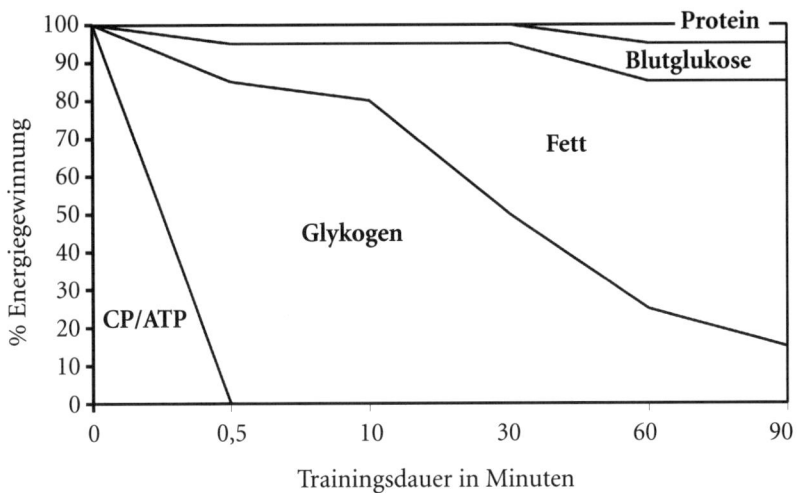

Abb. 10 Schema der energieliefernden Substrate unter Belastung

Je nach Dauer des Trainings werden unterschiedliche Energiespeicher des Körpers abgebaut. Das Ausmaß der Fettverbrennung hängt am stärksten von der Trainingsdauer ab. Trainiert man ausreichend lange, werden automatisch vor allem Fette zur Energieproduktion herangezogen. Allerdings steigt auch die Gefahr, Muskulatur einzubüßen, was mit einer entsprechend angepassten Proteinzufuhr vermieden wird.

fechter dieser Methode. Und die Wissenschaft gibt ihm recht: „Im nüchternen Zustand nach einem nächtlichen Fasten verbrennt die Muskulatur in Ruhe vorwiegend Fett...", so der Übergewichtsspezialist Professor Dr. Alfred Wirth [23]. Dies gilt erst recht für ein Ausdauertraining mit niedriger bis sehr niedriger Intensität [52].

Es sei an dieser Stelle nochmals darauf hingewiesen, dass all diese Variationen keine Wundermittel sind und nur als Verstärker dienen. Isst man zu viele Kalorien, kann man morgens nüchtern trainieren bis man umfällt und baut trotzdem kein Fett ab!

4.3.3 Der Schlaf als Fettverbrenner

Tabelle 3 im Abschnitt über „Die letzte Mahlzeit des Tages" gibt dem Leser eine Orientierungshilfe, wie man die nächtliche Fastenperiode entsprechend den eigenen Veranlagungen effektiv zum Fettabbau nutzen kann. Dieser Zeitraum kann zusätzlich ausgedehnt werden, indem man beispielsweise abends ab 20.00 Uhr nichts mehr isst und erst am nächsten Tag um 8.00 Uhr die erste Mahlzeit zu sich nimmt: Zwölf Stunden Fasten! Diese Strategie, zusammen mit dem gerade beschriebenen morgendlichen Training, kann im Rahmen einer Reduktionsdiät phasenweise sehr effektiv sein [53].

Es sei hier nicht verschwiegen, dass die Ansichten über die Ausdehnung der nächtlichen Fastenperiode durchaus unterschiedlich sind. Wissenschaftlich gesehen ist es völlig egal, wie ein Kaloriendefizit zustande kommt. Wenn man am Tag zu viele Kalorien verzehrt, kann man das natürlich nicht ausgleichen, bloß indem man ab 18.00 Uhr bis zum Mittag des nächsten Tages nichts mehr isst. Der Vorteil besteht ganz einfach darin, dass die Nacht die längste mahlzeitenfreie Periode darstellt und für diese Situation ist der „Lückenbüßer" Fett gedacht. Zusammen mit aerobem Training ergibt sich dann eben eine hocheffektive Fettverbrennung. Wer sehr empfindlich in Bezug auf den Verlust von Muskulatur reagiert, kann auch etwas Protein aufnehmen, ohne diesen Effekt nennenswert zu beeinträchtigen.

4.3.4 Mahlzeitenfrequenz

Häufige, proteinhaltige Mahlzeiten können den Stoffwechsel geringfügig beschleunigen, das ist bekannt. Andererseits gibt es Personen, denen es schwer fällt, jedes Mal nur kleine Portionen zu essen und dann aufzuhören. Diese Menschen kommen mit weniger häufigen und etwas größeren Mahlzeiten besser zurecht. Hier muß ausprobiert werden, was dem eigenen Typ am ehesten entspricht. Epidemiologische Untersuchungen zeigen, dass Menschen mit häufigeren Mahlzeiten ein geringeres Körpergewicht aufweisen; experimentelle Studien bestätigen das bislang aber noch nicht eindeutig [54].

4.3.5 Supplements

Wer erwartet, dass an dieser Stelle alle gängigen „Fatburner" erklärt und bewertet werden, muss sich leider enttäuschen lassen. In diesem Zusammenhang soll lediglich darauf aufmerksam gemacht werden, dass sämtliche gängigen Fettverbrenner bestenfalls einen kleinen Zusatzeffekt haben, wenn grundlegenden Bedingungen wie eine negative Kalorienbilanz und ein regelmäßiges Training erfüllt sind. Wer meint, einige Pillen einwerfen zu können, um dann stundenlang mit Chips und Bier vor dem Fernseher auf die große Fettschmelze zu warten, wird sich bald eines Besseren belehrt wissen. Wie Pro Gold's Classic Sieger Eddie Robinson in einem FLEX-Interview sehr richtig sagte: „Eine Diät vor dem Wettkampf schlaucht. Ich kann den Unsinn von einer schmackhaften und schmerzlosen Diät nicht mehr hören. So etwas gibt es nicht!"

Wer sein Gewicht entgegen seiner Veranlagung über viele Jahre hinweg in einem bestimmten Bereich konstant gehalten hat, wird Eddie Robinson mit Sicherheit zustimmen. Jede Form der Gewichtsreduktion bedeutet mehr oder weniger Stress und kann nur zeitweise durchgehalten werden. Leider möchte uns die Werbung immer suggerieren, dass wir mit Produkt XY unser gesamtes Übergewicht völlig mühelos und ohne überflüssige Anstrengung loswerden können. Wer so etwas glaubt, dem ist bei seinem Gewichtsproblem nicht zu helfen. Selbst Profibodybuilder, die ja in der Regel eine sehr gute Veranlagung besitzen und wirklich alle Mittel einsetzen, um auf der Bühne einen minimalen Körperfettanteil zu zeigen, kommen um eine monatelange Diät und täglich stundenlanges Ausdauertraining nicht herum! Warum sollte es einem durchschnittlich veranlagten Naturalathleten da besser gehen?

4.3.6 Fazit

Um einen umfangreichen Abbau der eigenen Körperfettreserven zu erreichen, kann eine ganze Reihe von Faktoren beeinflusst werden. Die Grundlage für einen Angriff auf die Langzeitenergiespeicher stellt jedoch die negative Kalorienbilanz dar. Sie wird am besten durch die Kombination aus Reduktionsdiät mit einem Hantel- und Ausdauertraining erzielt. Mit Hilfe verschiedener Variationen an Nährstoffen, Trainingsarten und durch Veränderung zusätzlicher Faktoren kann der Effekt noch leicht verstärkt werden. Dabei sind der Umfang und Zeitpunkt des Ausdauertrainings sehr wichtige Komponenten. Die Muskelmasse wird vom aeroben Training, entgegen einer weitverbreiteten Meinung, bei richtiger Planung nicht angegriffen. Für einen langfristig niedrigen Körperfettanteil ist es entscheidend, möglichst viel kalorienverbrauchendes Muskelgewebe aufzubauen!

4.4 Wie fängt man an?

Nachdem wir nun wissen, welche Faktoren zur Reduktion des Körperfettanteils beeinflusst werden müssen, brauchen wir einen Zeitplan. Ein Bodybuilder mit 100 Kilogramm Körpergewicht und 16 % Körperfett, dem ein Fettgehalt von 8 % vorschwebt, muss acht Kilogramm Fettgewebe reduzieren, wobei die Muskulatur möglichst geschont werden soll.

Normalerweise ist es günstig, sich für dieses Vorhaben einen gewissen Zeitrahmen vorzugeben, um klare Ziele vor Augen zu haben. Für Wettkämpfer erfüllt sich diese Forderung durch den Wettkampftermin von selbst. In der Regel ist je nach Stoffwechselgeschwindigkeit, Diät und Trainingsumfang eine Verminderung von 0,5-1 Kilogramm Körperfett pro Woche realisierbar. Für unseren Beispielathleten bedeutet dies acht bis 16 Wochen Diätphase. Wettkämpfer müssen noch einige Tage als Puffer für die unmittelbare Vorbereitung berücksichtigen. Es soll an dieser Stelle betont werden, dass die Gefahr Muskelgewebe, bzw. fettarme Masse einzubüßen um so größer ist, je drastischer das Gewicht reduziert wird. Deswegen stellt der Abbau von einem Pfund Körperfett pro Woche für die meisten Sportler das Optimum dar.

Ein Kilogramm Körperfett entspricht ca. 7000 kcal. gespeicherter Energie. Um pro Woche 500 Gramm Körperfett zu verlieren müssen also 3500 kcal. verbraucht, bzw. eingespart werden, wobei möglichst wenig Muskelmasse verloren gehen sollte. Wie das Kaloriendefizit erreicht wird, ist zunächst einmal egal. Das heißt, man kann prinzipiell mit jeder Diät abnehmen. Das gilt selbstverständlich auch für Bodybuilder. Wer schon mit verschiedenen Möglichkeiten experimentiert hat weiß aber, dass nicht jeder gleich gut auf eine bestimmte Reduktionskost anspricht und obendrein manche Athleten viel strenger sein müssen, als andere.

Die bei allen Formen der Reduktionskost stattfindenden Stoffwechsel-vorgänge sind prinzipiell dieselben: Essen wir wenig Kalorien, wird zwar auch schon in den ersten Tagen vermehrt Körperfett umgesetzt, Hauptener-giequelle sind aber noch die gespeicherten Kohlenhydrate in Leber und Muskeln. Die Glykogenspeicher der Leber sind nach etwa einem, die der Skelettmuskeln nach spätestens drei bis vier Tagen geleert. Wer trainiert, kann diesen Vorgang deutlich beschleunigen. Danach muss der Körper auf maximale Fettverbrennung umschalten, weil die Fettspeicher für genau diese Situation konzipiert sind.

In der ersten Woche ist der Gewichtverlust erfahrungsgemäß am größ-ten, weil mit dem Glykogen ja auch das gleichzeitig gebundene Wasser aus Muskeln und Leber verschwindet (man denke hier an die beim Masseaufbau besprochenen Prinzipien). Viele Athleten kommen aber gar nicht so weit: Panisch versuchen sie, ihre durch den Glykogen- und Wasserverlust flach werdenden Muskeln durch mehr Nahrung zu retten. Dies führt dann zu unzufriedenstellenden Ergebnissen hinsichtlich des Fettverlustes, obgleich das eigentliche Muskelprotein bei ausreichender Eiweißzufuhr kaum ange-griffen wird.

Auf der anderen Seite verlieren viele Abnehmende die Motivation, wenn die Waage plötzlich keine so drastischen Verluste mehr anzeigt, dabei ist die langsamer werdende Gewichtsabnahme nach der ersten Woche ein untrügli-ches Zeichen dafür, dass es dann wirklich an die Fettreserven geht! Auch wer meint, während einer effektiven Fettverbrennungsphase eine volle Muskula-tur behalten zu können, der irrt sich. Das Leeren der Glykogenspeicher ist eine Voraussetzung für einen effektiven Fettabbau. Dieser Vorgang ist genau umgekehrt zu dem, was in der Muskelaufbauphase zu Anfang passiert.

Erfahrene Athleten berichten auch, dass es einige Wochen braucht, bis die Körperfettreduktion so richtig funktioniert. Als Beispiel kann das Zitat eines Wettkampfbodybuilders aus einem bekannten Untergrundwerk [24] angeführt werden: „Zu Beginn der Vorbereitung wog ich 120 Kilo bei einem Körperfettanteil von 16 %. Da ich zu schwer und zu fett war, habe ich anfangs die Kohlenhydrate reduziert und bin mit der Eiweißversorgung von 2,5 auf 4 g pro Kilogramm Körpergewicht hochgefahren. Das habe ich solange durchgeführt, bis mein Stoffwechsel eingesetzt hat und die Fettverbrennung ansprang. Das war etwa nach vier Wochen der Fall. Danach bin ich mit den Kohlenhydraten wieder auf 500-600 g hochgefahren, dazu 400 Gramm Eiweiß und 50-60 g Fett. Wenn man das jetzt umrechnet, müßte man auf etwa 4500 Kalorien kommen. In den zwölf Wochen habe ich zweimal am Tag trainiert. Morgens eine Stunde aerobes Training, plus eine Muskelgruppe und am Abend noch einmal eine Stunde aerob plus eine kleine Muskelgruppe. Am Wettkampftag sind dann knallharte 111 Kilo bei einem Körperfettanteil von 4 % übrig geblieben."

Persönliche Erfahrungen können diesem Bericht nur beipflichten. Nach einigen Wochen mit hohen Trainingsumfängen geht es erfahrungsgemäß „irgendwie besser". Bezüglich der Ursachen dafür kann nur spekuliert werden, ein beschleunigter Stoffwechsel als Reaktion auf den deutlich erhöhten Trainingsumfang während dieser Phasen ist durchaus denkbar.

4.4.1 Fazit

Unter dem Strich bleibt, dass jeder einen flexiblen Reduktionszeitraum für sich festlegen sollte, mit einer gewissen Zielstellung, was man pro Woche erreichen möchte. Danach wird schrittweise der Trainingsumfang erhöht und die Reduktionsdiät angefangen. In der ersten Woche vermindern sich vor allem die Kohlenhydratspeicher in Leber und Muskeln, gleichzeitig wird deutlich Wasser ausgeschwemmt. Erst danach maximiert sich die Fettverbrennung. Bei einigen Athleten mag es mehrere Wochen dauern, bis sich die Körperzusammensetzung merklich zu verändern beginnt. Diese Sportler müssen besonders in den ersten Wochen strenger sein und sehr viel trainieren. Wenn der Fettabbau dann richtig „angesprungen" ist, können diese Sportler wieder etwas weniger hart mit sich umgehen.

4.5 Diätformen: Von VLCD bis Außenseiterdiät

Wie wir gesehen haben, werden die meisten Abnehmwilligen einen relativ hohen Trainingsumfang mit einer Reduktionskost kombinieren müssen, um zufriedenstellende Ergebnisse zu verzeichnen. Da jeder Athlet unterschiedlich auf verschiedene Kostformen reagiert, sollen in den folgenden Abschnitten mehrere Varianten aufgezeigt werden, die heute in der Bodybuildingpraxis oder Übergewichtstherapie Anwendung finden. Der einzelne Sportler muss dann selbst prüfen, was für ihn geeignet ist.

Jede Form der Reduktionskost kann bei unsachgemäßer Handhabung Mangelerscheinungen oder Gesundheitsprobleme verursachen. Da solche Ernährungsweisen aber normalerweise nur für relativ kurze Zeit beibehalten werden, sind sie meistens vertretbar. Im Zweifelsfall sollte jedoch immer eine Absprache mit einem auf diesem Gebiet erfahrenen Arzt oder Ernährungsexperten erfolgen.

Die bekannteste Reduktionsform ist die sogenannte energiereduzierte Mischkost. Dabei wird während der Abnehmphase ein Kaloriendefizit von wenigstens 600 kcal. am Tag geschaffen, was einem Minus von 4200 kcal. in der Woche entspricht. Es werden mindestens 0,8 Gramm hochwertiges Eiweiß pro Kilogramm Sollgewicht und Tag, 50-60 % vorwiegend ballaststoffhaltige Kohlenhydrate und maximal 30 % Fett empfohlen. Der Vorteil besteht darin, dass die Lebensmittelauswahl nicht zu stark eingeschränkt wird, allerdings müssen meist die Kalorien berechnet oder Rezepte befolgt werden. Diese Kostform ist für eine langfristige Anwendung aus gesundheitlicher Sicht gut geeignet. In den ersten Tagen und Wochen ist eine Gewichtsreduktion von wöchentlich 500-600 Gramm zu erwarten, die allerdings zum erliegen kommt, wenn die Energiezufuhr später nicht weiter gesenkt wird.

Prinzipiell können auch Bodybuilder von dieser Kostform profitieren, diese bevorzugen jedoch meist die noch zu besprechenden, wesentlich fettärmeren und proteinreicheren Varianten.

Weniger günstig für Sportler sind sogenannte „Very Low Calorie Diets" (VLCD). Wem das nichts sagt, der denke doch einmal an das Produkt, für das Harry Weijnford einst Werbung machte. Bei diesen standardisierten Reduktionsdiäten handelt es sich meist um fertige Drinks, Suppen oder ähnliche Dinge, die gesetzlich streng geregelt alle benötigten Stoffe in ausreichender Menge enthalten müssen, damit man keine Mangelerscheinungen erleidet. Diese Mischungen liefern bei ausschließlicher Anwendung pro Tagesdosis um die 800 kcal., viel zu wenig für hart trainierende Sportler. Trotzdem muss fairerweise gesagt werden, dass sie als Einstieg für sehr schwergewichtige Patienten eine wertvolle Hilfe darstellen können, denn der Verlust an Muskulatur fällt auch bei langfristiger Anwendung nur gering aus [25].

Die meisten Athleten haben jedoch keinen so hohen Körperfettanteil, als dass der Einsatz dieser Pulverdiäten gerechtfertigt wäre. Etwas anders sieht die Sache aus, wenn am Tag noch wenigstens eine Mahlzeit zusätzlich gegessen wird. Für Bodybuilder, die eine drastische Änderung brauchen, um von ihren bisherigen Aufbau-Ernährungsgewohnheiten in die Diätphase einzusteigen, sind VLCD vielleicht als „Starthilfe" einen Versuch wert. Dazu geht man folgendermaßen vor: Zum Beispiel verzehrt ein Sportler normalerweise pro Tag vier Mahlzeiten. Als erste Maßnahme ersetzt er ein Essen am Tag, z. B. das Frühstück, durch einen Drink. Er isst also drei mal pro Tag ganz normal und nimmt morgens nur einen Shake. In der folgenden Woche wird dann eine zweite Mahlzeit am Tag ersetzt, in der dritten Woche die dritte, bis nur noch einmal am Tag richtig gegessen wird. Diese eine Mahlzeit wird zusätzlich fettarm gestaltet. Nun geht die Sache anders herum: in der sich anschließenden Woche werden zwei fettarme Mahlzeiten mit zwei Drinks am Tag kombiniert, in der darauf folgenden Woche drei Mahlzeiten, usw., eben bis wieder die vier gewohnten Mahlzeiten erreicht sind. Gleichzeitig ist die Umstellungsperiode abgeschlossen. Im Anschluss kann dann die Reduktionsphase z.B. mit einer fettarmen Diät fortgesetzt werden. Der Vorteil besteht darin, dass jede Phase nur eine Woche lang durchgehalten werden muss und in der Anfangszeit meist schon ein ganz bemerkenswerter Gewichtsverlust zustande kommt, sofern das Training entsprechend angepasst wird.

Diese Methode eignet sich auch, wenn man seine Ernährungsgewohnheiten überhaupt erst umstellen will, denn es ist wesentlich einfacher zunächst nur bei einer Mahlzeit am Tag die Zusammensetzung zu berechnen, als gleich alle Mahlzeiten auf einmal umzustellen. Dennoch soll die Methode hier nur mit Vorbehalt empfohlen werden.

Bevor nun auf die in der Bodybuildingpraxis normalerweise angewendeten Diäten eingegangen wird, soll noch ein Wort bezüglich der sogenannten „Aussenseiterdiäten" verloren werden: Dabei handelt es sich um einseitige, potenziell gesundheitlich bedenkliche Kostformen, die zu Mangelerscheinungen führen können. Typische Beispiele wären die „Apfeldiät", das „Buchinger-Fasten", die „Markert-Diät" oder die „Hay'sche Trennkost" [25]. Es gibt noch zahlreiche weitere Formen, doch von keinem dieser Verfahren ist ein besonderer „Abnehmeffekt" wissenschaftlich anerkannt.

Die schon vorgestellte Atkins-Diät wird in der Ernährungsmedizin übrigens ebenfalls als Außenseiterdiät klassifiziert. Einige der Reduktionsformen im Bodybuilding würden von offizieller Seite vermutlich ebenfalls in diese Kategorie eingestuft werden.

4.5.1 Kohlenhydratreiche oder fettreiche Diäten?

Bodybuilder sind Spezialisten, was den Abbau von Körperfett bei gleichzeitigem Erhalt von Muskelmasse angeht. Es gibt keine andere Sportart, bei der so niedrige Körperfettgehalte erzielt werden, wie im Bodybuilding. Diese Tatsache hat mit den Bewertungskriterien des Wettkampfes zu tun: Damit die Entwicklung der Muskulatur auf der Bühne möglichst objektiv erfolgen kann, darf sich zwischen Muskelgewebe und papierdünner Haut kaum noch etwas befinden. Das Unterhautfettgewebe und das extrazelluläre Wasser unter der Haut müssen also auf ein absolutes Minimum reduziert werden. Während dieses Ziel prinzipiell mit jeder Reduktionsdiät erreicht werden kann, hat die Erfahrung den Bodybuildern gezeigt, dass sehr fettarme oder sehr kohlenhydratarme Diätformen hierfür am besten geeignet sind. Es stellt sich aber die Frage, was denn nun wirklich besser funktioniert, mehr Fett, oder mehr Kohlenhydrate? Oder ist keine Variante überlegen? Diese Frage kann nicht für jeden Athleten beantwortet werden. Trotzdem wollen wir uns einmal ansehen, was an Daten zu diesem Thema verfügbar ist.

Zur Therapie des Übergewichts sind im letzten Jahrzehnt in den USA und inzwischen auch bei uns die sogenannten kohlenhydratliberalen, fettarmen Diäten sehr populär geworden. Ihr Prinzip besteht darin, dass man sich mit Kohlenhydraten und Eiweiß sattessen darf, während das Nahrungsfett auf 30 % der Tageskalorien und weniger begrenzt wird.

Die Gründe dafür haben wir ja schon kennengelernt: Kohlenhydrate und Eiweiß machen erst dann dick, wenn man mehrere Tage lang sehr viel davon isst. Es wird darauf spekuliert, dass dicke Menschen die großen Nahrungsmengen, die so viele Kohlenhydrate mit sich bringen, langfristig gar nicht verzehren können, deswegen wird abgenommen. Allerdings ist die Effektivität dieser Kostformen in letzter Zeit auch von wissenschaftlicher Seite immer wieder angegriffen worden. Unter anderem verwies man auf das „American Paradox", also die wenig Fett essenden und dabei immer übergewichtiger werdenden Amerikaner. Für Bodybuilder liegt seit langem klar auf der Hand, dass zu viele Kohlenhydrate in Verbindung mit reichlich Kalorien irgendwann dick machen, wenn man sich nicht bewegt. In der Wissenschaft wurde das ebenfalls festgestellt, deswegen wird eine solche Ernährungsweise meist zusammen mit einem Bewegungstraining empfohlen.

In einer vor kurzem erschienenen Übersichtsarbeit wurde nachgewiesen, dass mit sehr vielen Kohlenhydraten in der Diät tatsächlich abgenommen werden kann [26]: In diese Auswertung wurden insgesamt 16 Studien mit fast 2000 Teilnehmern bei einer Diätdauer zwischen zwei und zwölf Monaten einbezogen. Die Probanden nahmen im Schnitt 3,2 Kilogramm Gewicht ab. Diese Reduktion ist zwar mager, aber wenigstens relativ dauerhaft im Gegensatz zu vielen anderen Methoden. Für einen Sportler, der acht Kilogramm Fett verlieren muss, ist diese Art der Ernährung aber eher zur Gewichtserhaltung, oder als Einstieg in die Diät geeignet.

Niemand kann dauerhaft so viele Kohlenhydrate essen, wie er möchte, wenn überdurchschnittlich viel Körperfett abgenommen werden soll. Stößt man mit dem ersten Schritt auf ein Plateau, müssen auch die „Carbs" nach und nach reduziert und das Ausdauertraining hochgeschraubt werden. Der Körper passt sich mit der Zeit nun einmal an die geringere Energiezufuhr an und setzt seinen Verbrauch einfach herab (unser „Überlebensprogramm" läuft an).

Wie steht es nun mit den generell kohlenhydratarmen Diäten, sind sie effektiv? Selbst in der Ernährungswissenschaft muss man zugeben, dass mit einer drastischen Reduktion der Kohlenhydrate bei voller Leistungsfähigkeit der Patienten die besten Erfolge hinsichtlich der Gewichtsreduktion erzielt werden [27]: Dabei werden 50-80 Gramm Kohlenhydrate, 80-100 Gramm Protein und 140-150 Gramm vorwiegend gesundes Fett (einfach und mehrfach ungesättigt) pro Tag verzehrt. Dass mit wenig Kohlenhydraten besser abgenommen werden kann, bestätigt auch der Ernährungsmediziner Professor Dr. Heinrich Kasper [28]. Laut Herrn Professor Kasper ist die Ursache für dieses Phänomen nicht bekannt, man spekuliert aber, dass eine Stoffwechselsteigerung für den Effekt verantwortlich sein könnte. Entsprechend zitiert er eine Arbeit japanischer Wissenschaftler, die im Tierversuch unter fettreicher Ernährung eine gesteigerte Sauerstoffaufnahme (Fettverbrennung) und eine vermehrte Wärmeproduktion nachgewiesen haben. Von Diäten à la Atkins distanziert er sich jedoch deutlich. Hier muss auch klar unterschieden werden, denn Atkins macht zwischen tierischen (vorwiegend gesättigten) und pflanzlichen (also ungesättigten) Fetten keinen Unterschied und verbietet darüber hinaus noch einen umfangreichen Verzehr von Obst und Gemüse. In der Ernährungsmedizin werden jedoch nur kohlenhydratarme Diäten mit hohem Anteil an pflanzlichen Fetten und Gemüse für vertretbar gehalten. Die beiden Kostformen können also nicht über einen Kamm geschoren werden!

Es muss an dieser Stelle noch mit aller Deutlichkeit betont werden, dass eine niedrige Zufuhr an Kohlenhydraten zum Abnehmen nur dann geeignet ist, wenn man auch die Kalorienzufuhr beschränkt. Ein gleichzeitig erhöhter Fettkonsum kann sonst nämlich nicht ausgeglichen werden (siehe Kapitel zur Nährstoffregulation). Für den Sportler ergibt sich folgendes Bild: Während Kohlenhydrate in der Aufbauphase eine wichtige Komponente darstellen, ist ihre zumindest zeitweise Reduktion während des Abnehmens sehr effektiv. Dies gilt insbesondere für Personen, die viel Fett abnehmen müssen, oder denen die Gewichtsreduktion große Schwierigkeiten bereitet.

Eines sollte in diesem Abschnitt aber auf jeden Fall klar herauskommen: Werden Kohlenhydrate und Fette gleichzeitig in größerem Maße zugeführt, werden die Kohlenhydrate verbrannt und das Fett gespeichert. Das liegt in der Natur dieser beiden Energielieferanten: Körperfett ist ein Dauerspeicher, Kohlenhydrate bedeuten sofort verfügbare Energie. Wer effizient abnehmen will, sollte also auf jeden Fall einen der beiden Nährstoffe zeitweise weitestgehend eliminieren. Eine Art Trennkost für Fett und Kohlenhydrate also. Eine erste Studie scheint diese Hypothese zu bestätigen [29]: 59 übergewichtige Patienten wurden in einem zehnstündigen Programm geschult, fettreiche (weniger als 4 g Kohlenhydrate pro 100 Gramm) und kohlenhydratreiche Lebensmittel bei den täglichen Mahlzeiten zu trennen. Obst und Gemüse waren unbeschränkt erlaubt. Kalorien wurden nicht gezählt, die Patienten führten lediglich zu Beginn ein Ernährungsprotokoll. Mit dieser Methode wurde eine Gewichtsabnahme zwischen 1,2 und 18,6 Kilogramm erzielt, das Gesamtcholesterin im Blut reduzierte sich und nur fünf Personen brachen die Studie ab.

Für die nachfolgend vorgestellten Reduktionsdiäten ist es eine unabdingbare Voraussetzung, die täglich aufgenommenen Kalorien und die verzehrten Mengen an Eiweiß, Kohlenhydraten und Fett zumindest phasenweise aufzuschreiben und zu berechnen. Während man in der Aufbauphase auch ohne diese Maßnahme gut zurechtkommen kann, funktioniert das in der Reduktionsdiät normalerweise nicht. Wird die Sache nämlich zu locker gehandhabt, sind die Erfolge nicht befriedigend und man hat keinerlei Kontrolle, wo mögliche Fehler behoben werden müssen. Wie dieses Kontrollsystem effizient und zeitsparend durchgeführt werden kann, findet sich im Kapitel zur Fortschrittskontrolle.

4.5.2 Streng fettarme Wettkampfdiäten

Im Wesentlichen erinnert der Aufbau dieser Kostformen zunächst an die beim Masseaufbau vorgestellte kohlenhydratreiche und fettarme Ernährung. Allerdings werden nach und nach immer mehr Lebensmittel gestrichen. Als Beispiel soll hier die „4 x 4 Diät" aus der MUSCLE & FITNESS vorgestellt werden. Die „4 x 4-Diät" trägt ihren Namen, weil sie aus vier aufeinander folgenden Fettabbauzyklen besteht, die jeweils bis zu vier Wochen andauern.

Tab. 16 Berechnung der durchschnittlichen Kalorienzufuhr pro Woche

Wochentag	Kalorienzufuhr
Montag	4200 kcal.
Dienstag	3800 kcal.
Mittwoch	4500 kcal.
Donnerstag	3500 kcal.
Freitag	3700 kcal.
Samstag	4300 kcal.
Sonntag	4000 kcal.
Durchschnitt pro Tag	4000 kcal. (= Erhaltungsbedarf, um das Körpergewicht konstant zu halten.)
Diätwoche 1-4	Reduktion des Erhaltungsbedarfs pro Tag um 10-20 % (400-800 kcal.) = 3200-3600 kcal. pro Tag

Die tägliche Kalorienmenge vieler Athleten in der Praxis ist nicht konstant, sondern sieht so aus, wie hier aufgeführt. Der tägliche Erhaltungsbedarf wird in den ersten vier Wochen um maximal 20 % reduziert.

Darin enthalten ist für Wettkämpfer noch die ein- bis zweiwöchige, unmittelbare Wettkampfvorbereitung. Der erste 4-Wochen-Zyklus ist die Akklimatisierungsphase, in der sich der Athlet langsam auf die Reduktionsphase vorbereitet.

In der ersten Woche bestimmt man, wie viele Kalorien am Tag gegessen werden müssen, um das Gewicht zu halten. Dazu berechnet man die täglich zugeführte Energiemenge über sieben Tage, zählt dann alle Kalorien zusammen und teilt das Ergebnis durch sieben (siehe Tab. 16). Wer dazu keine sieben Tage aufwenden will, sondern vielleicht nur drei, sollte unbedingt einen Wocheendtag miteinbeziehen, denn am Wochenende hat man meist andere Eßgewohnheiten, als an Arbeitstagen. Dieser Erhaltungsbedarf wird dann um maximal 20 % reduziert. Die Kalorienverminderung erreicht man am einfachsten, indem man zuerst einmal am Fett spart. Die tägliche Fettzufuhr wird dazu auf 5-10 % der täglichen Kalorienmenge herabgesetzt. Tipps, wie das umgesetzt werden kann, wurden bereits im Rahmen der fettarmen Aufbaukost gegeben.

Als grobe Richtwerte für den ersten Zyklus könnten laut Bodybuilding-fachautor Steve Stiefel zwei Gramm Protein pro Kilogramm und Tag, vier bis fünf Gramm Kohlenhydrate pro Kilogramm und Tag und maximal 10 % Fett gelten. Eine Versorgung mit ausreichend fettlöslichen Vitaminen wird so fast unmöglich, weshalb schon zu Beginn der Diät mit der Supplementierung eines Multivitamin-/Mineralstoffpräparates in Höhe der täglichen Empfehlungen begonnen werden kann, um Mangelerscheinungen vorzubeugen. Pro Woche drei bis vier aerobe Einheiten zu je 20-30 Minuten sind für den ersten Diätabschnitt die Minimalforderung. Das Gewichtstraining aus der Aufbauphase kann noch weitergeführt werden.

In Phase 2 (Woche 5-8) werden jetzt langsam die Kohlenhydrate reduziert. Dazu verzichtet man weitestgehend auf konzentrierte Kohlenhydratquellen, also auf besonders zuckerhaltige Lebensmittel und Getränke. Komplexe Kohlenhydrate wie Kartoffeln, Reis, Haferflocken und Brot werden wegen ihrer besseren Sättigung bevorzugt. Auch Obst bleibt nach wie vor Bestandteil des Speiseplans. 3-3,5 Gramm Kohlenhydrate pro Kilogramm Körpergewicht und Tag sind ein guter Orientierungswert. Im Gegenzug ist es in der Bodybuildingpraxis üblich, die Proteinzufuhr mit Verringerung der Kohlenhydrate etwas anzuheben, laut MUSCLE & FITNESS auf 2,2-2,8 Gramm Eiweiß pro Kilogramm und Tag. Die Fettaufnahme bleibt konstant niedrig, jedes zusätzliche Speiseöl oder Dressing wird bis auf einen Esslöffel hochwertiges Fett täglich verbannt. Die Gerichte werden geschmacklich nur noch mit Kräutern und Gewürzen aufgewertet, auf Kochsalz (Natrium) wird verzichtet. Bezüglich der Trinkmengen wird reichlich Wasser empfohlen, drei bis fünf Liter täglich!

Diese Maßnahmen verringern die Kalorienzufuhr für den zweiten Diätabschnitt nur geringfügig, bewirken aber im Laufe dieses Zeitraumes deutliche Veränderungen der Körperzusammensetzung. Dies wird vor allem dadurch ausgelöst, dass der Umfang des aeroben Trainings pro Einheit kontinuierlich um 5-10 Minuten gesteigert wird, bis man fünfmal in der Woche 40 Minuten absolviert. Das Widerstandstraining bleibt möglichst unverändert. Da die Kalorienbilanz negativ ist, dient es nicht dem Muskelaufbau, sondern dem Muskelmasseerhalt und Energieverbrauch.

Gegen Mitte bis Ende des zweiten Zyklus kann jetzt schon ein gewisses „Feintuning" seitens des Athleten notwendig werden: Verliert man dauerhaft mehr als ein halbes Kilogramm Gewicht pro Woche, sollte der Umfang des Ausdauertrainings vermindert werden. Laut Profiberater Chris Aceto steigt sonst die Gefahr, auch Muskelmasse einzubüßen.

Für viele Sportler ist diese zweite Diätphase bei weitem ausreichend und kann mit individuellen Feinabstimmungen bis zum Erreichen des gewünschten Körperfettniveaus beibehalten werden. Lediglich Personen, die Schwierigkeiten beim Fettabbau haben, oder einen Wettkampf bestreiten müssen, sollten auf den dritten Zyklus übergehen.

Der Körperfettanteil ist nach Phase 2 normalerweise auf einem Level, an dem man mit Hilfe des Spiegels beurteilen kann, wie die tägliche Menge Kohlenhydrate das Aussehen beeinflusst. Brot, Nudeln und Obst werden im dritten Zyklus gestrichen, der Kohlenhydratbedarf ausschließlich über Reis, Gemüse und Kartoffeln gedeckt. Die Kohlenhydrate werden auf 2-3 Gramm pro Kilogramm Körpergewicht und Tag vermindert und man orientiert die tägliche Menge am Spiegelbild: Geht es mit dem Fettabbau nicht mehr voran, vermindert man die „Carbs" auf zwei Gramm pro Kilogramm und erhöht eventuell zusätzlich den Cardiotrainingsumfang.

Wird man zu flach, wird weniger aerob trainiert und die Kohlenhydrate auf drei Gramm pro Kilogramm und Tag angehoben. Die meisten Sportler fühlen sich in dieser Phase genervt, schwach und gereizt. Trotzdem liegt der Schlüssel zum Erfolg jetzt in der richtigen Manipulation der Kohlenhydrataufnahme. Nach bewährter Manier wird die Proteinzufuhr immer dann erhöht, wenn man mit den „Carbs" runtergeht. Steve Stiefel empfiehlt drei Gramm Eiweiß pro Kilogramm und Tag. Die Höhe des Fettverzehrs wird unverändert aus dem zweiten Zyklus übernommen.

Wichtig ist für Wettkampfathleten, die tägliche Wasserzufuhr auf fünf Liter und mehr anzuheben, um den Körper auf die vor dem Wettbewerb stattfindende Entwässerungsprozedur vorzubereiten. Aber auch für alle anderen Sportler ist es aufgrund der hohen Proteinzufuhr vonnöten, viel Wasser zu trinken.

Die Intensität des Gewichtstrainings wird erfahrungsgemäß unter diesen harten Umständen leiden. Wer vor dem Training einige Kohlenhydrate isst, kann die Trainingsintensität erfahrungsgemäß positiv beeinflussen. Muskeln aufbauen kann man unter solchen Umständen sowieso nicht und man sollte als Wettkämpfer nicht der irrigen Annahme verfallen, so kurz vor dem entsprechenden Termin noch Schwächen bei bestimmten Muskelgruppen ausbügeln zu können.

Im letzten Abschnitt bleiben alle bisher vorgegebenen Regeln dann im Großen und Ganzen gleich. Der wichtigste Unterschied besteht darin, dass der Körperfettanteil inzwischen auf sehr niedrigem Niveau sein sollte. Man strebt also im Wesentlichen eine Erhaltung der erreichten Form an, wobei nur noch kleine Verbesserungen zu erreichen sind. Wichtige Maßnahmen hierfür finden sich im Abschnitt über die unmittelbare Wettkampfvorbereitung. Gleichzeitig stellen die letzten Wochen eine Art Zeitpuffer dar, wenn man seinem Zeitplan etwas hinterherhinkt. Dorian Yates empfiehlt allerdings, nicht zu früh in Form zu kommen, da sonst unter Umständen zu viel Muskelgewebe aufgezehrt wird. Diäterfahrene Athleten können den benötigten Zeitraum meist gut abschätzen, für alle anderen empfiehlt es sich, lieber etwas mehr Zeit einzuplanen.

Viele Sportler können in den letzten vier Wochen auch den Umfang des aeroben Trainings auf ein Erhaltungsmaß herunterschrauben. Nach wie vor sind die Manipulation von Kohlenhydratzufuhr und Cardiotraining aber die zentralen Punkte der Diätphase.

Die hier vorgestellte 4 x 4-Variante ist nur eine der fettarmen Diäten, es existieren etliche Varianten. Jeder erfahrene Bodybuilder hat seine eigenen, auf Erfahrungen basierenden Abwandlungen dieser Kostform. Entsprechend sollten die gemachten Vorschläge auch nur als Experimentiergrundlage verstanden werden.

Wie bei allen Reduktionsformen sind die ersten Wochen dieser Diätvariante relativ gut erträglich, während sich mit zunehmender Dauer, sinkender Kalorienzufuhr und steigendem Trainingsumfang dann Müdigkeit, Trainingsunlust, Heißhungergefühle, etc. einstellen. Insbesondere wenn man unter die 10 %-Körperfettgrenze kommt, wird die Sache extrem anstrengend. Das ist aber kein spezielles Problem der streng fettarmen Reduktionsdiäten, sondern gilt allgemein für die Fettreduktion. Ist der Körper gezwungen, an seine Reserven zu gehen, macht er sich Sorgen um sein „Überleben" und das versucht er uns durch Unwohlsein mitzuteilen. Man denke nur an die Einleitung zum Thema Fettabbau. Außerdem ergreift er jede nur erdenkliche Maßnahme, um Energie zu sparen, deswegen wird es auch zunehmend schwieriger, noch Fortschritte zu erzielen.

Einige Sportler klagen, dass sie mit dieser Vorgehensweise nur „flach" werden und nicht richtig Fett abbauen können. Wer die vorherigen Abschnitte aufmerksam gelesen hat, dem ist klar geworden, dass man in der Diätphase eben mal „flach" wird, das bedeutet aber noch nicht unbedingt einen Verlust an Muskeleiweiß! Fühlt man solchen Athleten auf den Zahn, finden sich häufig folgende Probleme:

1. Der Sportler weiß nicht wirklich, wie viele Kalorien er aufnimmt und lässt nur Lebensmittel mit sichtbaren Fettkalorien weg. Außerdem wird oft prinzipiell etwas weniger gegessen und ungezielt mehr trainiert. Auf diese Weise wird kurze Zeit abgenommen, danach gelangt man auf ein Plateau und es geht nichts mehr. Eine genaue Nährstoffanalyse, etwas mehr aerobes Training und/oder 10 % weniger Kalorien in Form von Nahrungsfett wären hier ein Lösungsansatz.

2. Die Nährstoffverhältnisse und Kalorien werden täglich kontrolliert, der Sportler trainiert viel mit schweren Gewichten, um Muskeln zu erhalten und betreibt gezielt Cardiotraining. Es wurden erste Erfolge deutlich, dann kam der Fortschritt aber zum Erliegen. In dieser Situation hat sich der Organismus ebenfalls an die Trainings- und Ernährungssituation gewöhnt, der Trainingsreiz reicht für einen weiteren Fettabbau nicht mehr aus. Da solche Sportler erfahrungsgemäß recht diszipliniert sind, kann das Nahrungsfett oft nicht noch weiter reduziert werden. Eine Erhöhung der Eiweiß- und eine

leichte Verminderung der Kohlenhydratzufuhr bringen den Stein oft wieder ins Rollen. Auch kann das Gewichtstraining reduziert und das Cardiotraining ausgedehnt werden, um weitere Verbesserungen zu erzielen.

3. Bei manchen Personen erscheint auf den ersten Blick alles perfekt. Ernährung, Gewichtstraining und Ausdauerarbeit werden nach und nach gesteigert, trotzdem ist eine scheinbare Grenze vorhanden. Bei genauerem Hinterfragen stellt man dann fest, dass dieser Athletenkreis (es sind oft Frauen) alles extrem perfekt machen will und unglaublich streng mit seiner Ernährung ist – so streng, dass diese Personen regelmäßig von „Essanfällen" heimgesucht werden. Um nicht falsch verstanden zu werden: Ab und zu mal ein Schokoriegel ist auch in der Reduktionsdiät in Ordnung, solange die Kalorienbilanz langfristig negativ ist. Ist man aber so streng mit sich, dass Körper und Psyche die Situation mit solchen „Attacken" wieder ausgleichen müssen, sollte man lieber gezielt kleine Sünden in die Diät einbauen, um den Gesamterfolg nicht zu gefährden. Mehr dazu im Kapitel zur Ernährungspsychologie.

Diese Aufzählung ließe sich noch fortsetzen, sie soll aber eigentlich nur eines zeigen: Werden mit den streng fettarmen Kostformen keine Erfolge erzielt, liegt das nicht an der Diät an sich, sondern meist an Fehlern, zu hastiger Vorgehensweise oder zu wenig Disziplin seitens der Athleten.

Vom gesundheitlichen Standpunkt gilt als Kritikpunkt, dass die Versorgung mit bestimmten Mikronährstoffen gefährdet sein kann. Außerdem wird die Nahrungsmittelauswahl mit zunehmender Dauer sehr einseitig. Laut SPORTREVUE konsumierten weibliche Wettkampfbodybuilderinnen weniger als 66 % der empfohlenen Tagesdosis an den Vitaminen D, E, Folsäure und B12. Die Calcium- und Zinkaufnahme lag ähnlich niedrig. Hinsichtlich der Vielfältigkeit an Lebensmitteln wird von einem Bodybuilder berichtet, der nichts anderes als fünf Dosen mit je 200 Gramm Thunfisch in Wasser am Tag verzehrte. Dies ist zwar ein Extrembeispiel, aber in der Tat ist Abwechslungsreichtum bei Lebensmitteln während der Diätphase ein Problem. Andererseits sind der Dauer dieser Zyklen automatisch Grenzen gesetzt und Mikronährstoffmängel können, wie beschrieben, durch die vorübergehende Einnahme von Supplements behoben werden. Über das

Gesamtjahr gesehen, haben viele Naturalbodybuilder wahrscheinlich einen wesentlich gesünderen Lebensstil, als die Normalbevölkerung.

Diese Art der Reduktionskost findet im Wettkampfbodybuilding nach wie vor die meisten Anhänger. Prominente Beispiele sind laut FLEX Shawn Ray, Dorian Yates und Ronnie Coleman. Alle streichen, nachdem das Nahrungsfett auf ein Minimum reduziert wurde, zunächst Zucker aus dem Speiseplan und reduzieren dann mit zunehmender Diätdauer auch die übrigen Kohlenhydrate. Ronnie Coleman verbannt beispielsweise zwölf Wochen vor der Show zunächst Fett und Zucker von seinem Speiseplan, um dann schrittweise auch die Stärke auf 250-300 Gramm täglich zu vermindern. Das wären bei in dieser Phase geschätzten 120 Kilogramm Körpergewicht die bekannten 2-2,5 Gramm pro Kilogramm und Tag. Außerhalb der Saison isst Mr. Olympia Ronnie Coleman übrigens so viele „Carbs", wie ihm Spaß macht. Das zeigt einmal mehr, dass man Kohlenhydrate und Fett reduzieren muss, wenn man deutlich unter 10 % Körperfett kommen will. Wer dagegen nur ein paar Kilogramm loswerden will, für den reicht es oft auch, nur das Nahrungsfett deutlich zu vermindern.

4.5.3 Ketogene Diäten und modifizierte Varianten

Prinzip und Anwendungsmöglichkeiten der ketogenen Ernährungsformen wurden schon im Aufbaukapitel beschrieben, soviel zur Erinnerung: Die Kohlenhydrate werden soweit reduziert (meist weniger als 30 Gramm am Tag, siehe Tab. 17), bis der Körper gezwungen ist, hauptsächlich Fett und Protein zu verstoffwechseln. Weil die Fette aber nur im Feuer der Kohlenhydrate richtig brennen, Kohlenhydrate aber gerade fehlen, sammeln sich sehr viele Fettabbaubruchstücke an, die dann in einen Stoffwechselumweg eingeschleust werden müssen, nämlich in die Ketogenese. Die Muskeln und das Gehirn können die dabei entstehenden Brennstoffe verwerten, aber es muss immer noch ein Mindestmaß an Kohlenhydraten zur Verfügung stehen. Das holt sich der Organismus aus seinen Eiweißreserven, also zum Teil auch aus den Muskeln. Da der Insulinspiegel durch die wenigen Kohlenhydrate dauerhaft niedrig ist, wird die Fettverbrennung erleichtert, die Fetteinspeicherung erschwert, es wird viel Wasser aus dem Körper geschwemmt und ein kleiner Teil der Ketone geht sogar über Urin und Atem verloren.

Ferner leidet die Intensität beim Hanteltraining, weil Ketone und Fett hier nicht genutzt werden können, es wird statt dessen viel Eiweiß abgebaut. Dafür fällt die Körperfettreduktion beim Ausdauertraining um so leichter, da die Fettspeicher direkt angezapft werden. Bei der Anwendung im Bodybuilding isst man an ein bis zwei Wochentagen hauptsächlich Kohlenhydrate und wenig Fett, um Glykogenspeicherung und Muskelaufbau zu maximieren. Die schon diskutierten Einschränkungen aus gesundheitlicher Sicht gelten prinzipiell auch während der Gewichtsreduktion. Darüber hinaus muss gesagt werden, dass die Art der zugeführten Fette (z.B. Schweineschmalz oder Olivenöl) eine wichtige Rolle spielt.

Die gute Wirkung kohlenhydratarmer Ernährungsformen hinsichtlich der Körperfettreduktion wurde ja bereits belegt, die Forderung nach weniger Kalorien gilt aber nach wie vor! Dr. Atkins' Thesen, dass man ruhig so viel Fett essen kann wie man will, sind wissenschaftlich nicht haltbar. Zu große Mengen an Fett machen fett, egal ob mit, oder ohne Kohlenhydrate! Allerdings ist die Anwendung dieser Diätform für viele Menschen etwas einfacher, denn die Kalorien müssen im Falle eines Plateaus zwar auch schrittweise reduziert werden, jedoch meist nicht so drastisch. Eine Steigerung des aeroben Trainingsumfangs reicht oft auch schon aus, um weitere Fortschritte zu erzielen. Auch die Trainingplanung ist in der Diätphase denkbar einfach und logisch: Die Intensität des Gewichtstrainings muss an fettreichen Tagen stark herabgesetzt werden, man kann sie dagegen an den Kohlenhydrattagen drastisch nach oben schrauben. Ähnlich wie bei den „Zick-Zack-Zyklen" wird dagegen an fettreichen Tagen das aerobe Training stark in den Vordergrund gerückt, um die Fettverbrennung zu maximieren.

Soweit der positive Teil. Für die Körperfettreduktion wirkt das System also zweifellos, allerdings bleiben das Unwohlsein, die sich aufbauende Abneigung gegen fettreiche Nahrungsmittel, die sehr strenge Einschränkung der Kohlenhydrate und nicht zuletzt die geringe Lebensmittelauswahl.

Kritisch betrachtet, stellt eine so durchgeführte ketogene Diät nichts anderes dar als ein starres Zick-Zack-Muster mit fünf bis sechs ketogenen

Tab. 17 Lebensmittel für eine kohlenhydratarme Ernährung

Lebensmittel	enthaltene Kohlenhydrate	Lebensmittel	enthaltene Kohlenhydrate
Milch- und Milchprodukte		**Eier und Eierspeisen**	
• Kuhmilch, 0,2 l	9,4 g	• Hühnerei gekocht, 60 g	0,8 g
• Cheddar, 1 Scheibe	1,0 g	• Omelett mit Kräutern, 200 g	5,2 g
• Hüttenkäse, 200 g	2,0 g	• Rührei mit Gemüse, 200 g	3,8 g
• Naturjoghurt (3,5 %), 150 g	7,0 g		
• Frischkäse, 30 g	0,8 g	**Nüsse und Keime**	
• Camembert, 30 g	0,5 g	• Erdnuss, 100 g	10,5 g
• Quark, 200 g	5,7 g	• Walnuss, 100 g	12,1 g
• Mozzarella, 250 g	3,5 g	• Mandeln, 100 g	9,3 g
• Feta, 200 g	2,8 g	• Haselnuss, 100 g	11,4 g
		• Pistazie, 100 g	12,5 g
Fleisch, Wurst und Fisch		• Paranuss, 100 g	3,6 g
• Rinderfilet, 100 g	< 1 g	• Erdnussbutter, 30 g	6,0 g
• Brathuhn, 100 g	< 1 g	• Sonnenblumenkern, 100 g	8,3 g
• Schweinekotelett, 100 g	< 1 g		
• Rinderhack, 100 g	< 1 g	**Obst und Gemüse**	
• Bratwurst, 100 g	< 1 g	• Apfel, 150 g	15,0 g
• Leberwurst, 100 g	< 1 g	• Birne, 150 g	17,0 g
• Bockwurst, 100 g	< 1 g	• Feldsalat, 100 g	0,7 g
• Sardine, 100 g	< 1 g	• Broccoli, 100 g	2,8 g
• Makrele, 100 g	< 1 g	• Blumenkohl, 100 g	2,7 g
• Lachs, 100 g	< 1 g	• Tomaten, 100 g	3,5 g
• Hering, 100 g	< 1 g	• Gurke, 100 g	1,3 g
• Fischstäbchen, 100 g	16,0 g		

Entlade- und ein bis zwei Aufladetagen. Würde man die Zahl der Entlade- und Aufladetage individuell abstimmen, wäre das Ganze schon viel flexibler. Außerdem muss keine im Urin messbare Ketose erzeugt werden, die Mühe kann man sich sparen. Eine Reduktion der Kohlenhydrate auf 50-150 Gramm pro Tag reicht leicht aus! Damit können auch deutlich mehr Obst und Gemüse und weniger tierische Lebensmittel verzehrt werden. Ein Multivitamin-/Mineralstoffpräparat wird bei der strengen Variante dringend empfohlen. Auch das Trinken von reichlich Flüssigkeit ist ein absolutes Muss. Es bleibt das Problem der unzureichenden Ballaststoffzufuhr, welches mit

Leinsamen oder ähnlichen Hilfsmitteln künstlich zu beheben ist.

Eine ketogene Diät im strengen Sinne findet im Leistungsbodybuilding nur selten Anwendung, wenn man einmal von den ehemaligen WBF-Athleten absieht. Shawn Ray meinte einst zu diesem Thema: „Nehmen Sie keine fettreiche Nahrung zu sich. Befolgen Sie eine fettarme Ernährung, nicht die nach Art des WBF. Halten Sie ihre Fettaufnahme auf einem Minimum."

Der extrem massive IFBB-Profi Nasser El Sonbaty ist laut MUSCLE & FITNESS ein Anhänger kohlenhydratarmen Essens in der Vorwettkampfphase. Bei 127 Kilogramm Körpergewicht reduziert er seine Kohlenhydrate dauerhaft auf 100-200 Gramm am Tag (0,8-1,6 g pro kg Körpergewicht), dafür erhöht er die Proteinzufuhr auf 400-600 Gramm täglich (3-5 g pro kg Körpergewicht). Alle 5-7 Tage unterbricht er diese Monotonie und nimmt 500-800 Gramm „Carbs" auf. Allerdings isst er an seinen kohlenhydratarmen Tagen nicht mehr Fett zum Ausgleich, eine knallharte Variante der ketogenen Diät also. „Ich glaube das erzwingt die Verbrennung von Fett, und die Aufnahme von mehr Protein schützt meine Muskeln...", so seine Worte.

Diese Art der Fettreduktion kann in ihrer strengen Form (nach Dr. Atkins) nicht guten Gewissens empfohlen werden. In der Praxis sollte sie deshalb höchstens als letzter Ausweg und vorübergehend genutzt werden. Jene Personen, die mit fettarmen Kostformen auch bei konsequenter Durchführung keinen Erfolg haben, profitieren allerdings erfahrungsgemäß von dieser Art des Abnehmens.

4.5.4 Zyklische Diätformen zur Körperfettreduktion

Ähnlich wie in der Aufbauphase werden wieder kohlenhydrat- und kalorienarme Entladezyklen mit kohlenhydratreichen, aber sehr fettarmen Aufladetagen abgewechselt. Auch die Betonung des Ausdauertrainings an den Tagen mit geringer Kohlenhydratzufuhr und die Akzentuierung des Hanteltrainings beim „Carb-Loading" wird kaum verändert. Lediglich die in der Aufbauphase relativ häufigen „Freß"-/„Pausentage" kommen jetzt viel seltener zum Einsatz oder werden sogar ganz gestrichen. Außerdem führt man wesentlich mehr Entladetage durch, um den Fettabbau zu maximieren.

Tab. 18 Trennkostprinzip für eine zyklisch durchgeführte, kohlenhydratarme Ernährung

Gruppe 1: Fettreiche Ernährung	Gruppe 2: Kohlenhydratreiche Ernährung	Gruppe 3: Lebensmittel für „Pausentage"
Ziel: unter 80-100 g Kohlenhydrate pro Tag	**Ziel: unter 20-50 g Fett pro Tag**	**Ziel: Psychische und körperliche Entspannung**
Reichlich: Alle Salate und Gemüsesorten, Gemüsesäfte, Hüttenkäse, Magerquark, magere Fleischsorten wie Putenbrust, fette Meeresfische	*Reichlich:* Alle Gemüse außer Avocados, Gemüsesäfte, Obst, Brot, Teigwaren, Kartoffeln, Getreide, sehr fettarme Fleisch- und Wurstsorten, Putenbrust, Fischfilet, entrahmte Milch und Milchprodukte, Hüttenkäse	Alle Lebensmittel sind erlaubt. Von den Athleten werden an diesen Tagen vor allem solche Lebensmittel bevorzugt, die Kohlenhydrate und Fett in größeren Mengen enthalten, also Schokolade, Eiscreme, Gebäck, Pommes Frites, Fast Food, usw.
Sparsam: Nüsse, verarbeitete Lebensmittel (Fischstäbchen, Gemüseburger), pflanzliche Öle, fette Käse-, Fleisch- und Wurstsorten, Eier	*Sparsam:* Verarbeitete Getreideprodukte, wie sehr fettarme Müsliriegel und Müslisorten, verschiedene Puffreisvarianten, konzentrierte Kohlenhydrate in Obstsäften, Limonaden, fettarmen Puddings	
Sehr sparsam: Sahne, Butter, Schmalz, Mayonnaise, Remoulade.	*Sehr sparsam:* Alle stärker fetthaltigen Lebensmittel wie Schnittkäse, Wurst, Öle, Butter, fette Süßigkeiten.	

Die Tabellen 11 und 17 liefern noch weitere Anhaltspunkte

Beispielsweise folgen auf vier bis sechs kohlenhydratarme nur noch ein bis drei Aufladetage.

Die Trainingsplanung würde sinnvollerweise folgendermaßen an diese „Kohlenhydrate-Fett-Trennkost" angepasst (siehe Tab. 19): Mit Hanteln wird natürlich innerhalb der Kohlenhydratzyklen trainiert, außerdem am ersten und letzten Entladetag. Dahinter steckt folgender Sinn: Zu Beginn des Kohlenhydrateentladens hilft das Bodybuildingtraining, die Glykogenspeicher der Muskeln schneller leer zu bekommen. Massige Athleten vertragen hierfür sogar noch ein Training am zweiten Entladetag. Glykogen schnell abbauen bedeutet, die Fettverbrennung schnellstmöglich zu maximieren! Hat man die Kohlenhydratspeicher mit Hilfe des Hanteltrainings geleert und befindet sich im Fettverbrennungsbereich, dann wird das Cardiotraining in den Vordergrund gerückt, um das Körperfett noch schneller einzuschmelzen. Das Hanteltraining am letzten Entladetag ist strategisch wichtig, weil der „Einspeicherungsreiz" für die Muskeln in Erwartung der vielen Kohlenhydrate am nächsten Tag verstärkt wird.

Auch bei der „Kohlenhydrate-Fett-Trennkost" muss der Umfang des Ausdauertrainings deutlich erhöht werden, um effektiv Körperfett abzubauen. Dafür gibt es zahlreiche Möglichkeiten, doch sollte, wie beschrieben, man sich anfangs überhaupt erst einmal auf vier bis sieben Cardioeinheiten pro Woche hocharbeiten (einen Trainingsplan dafur bietet Tab. 19).

Im Anschluss an die Eingewöhnungsphase wird das aerobe Training dann genau an die Entladezyklen angepasst: An den Aufladetagen bleibt der Umfang auf 30 Minuten beschränkt, da hier die Gewichte im Vordergrund stehen. Am ersten kohlenhydratarmen Tag wird die Dauer auf 45 Minuten nach dem Hanteltraining gesteigert, um dann an den folgenden Entladetagen die zunehmend entleerten Kohlenhydratspeicher auszunutzen und die Dauer auf jeweils 60, 75 und 90 Minuten bei sehr niedriger Intensität und hoher Proteinzufuhr anzuheben. Auf diese Weise wird der Abbau von Körperfett bis zu einem absoluten Maximum stimuliert.

Daran schließt sich dann wieder ein Aufladezyklus an, wobei man am ersten kohlenhydratreichen Tag am besten eine Trainingspause einlegt. An den folgenden Aufladetagen wird die aerobe Tätigkeit wieder bei 20-30 Minuten gehalten und im neuen Entladezyklus erneut schrittweise gesteigert. Die Ernährungsprinzipien dieser Art der „Zick-Zack-Diät" sind der Übersicht in Tabelle 18 zu entnehmen. Während der kohlenhydratarmen Zyklen muss nicht unbedingt die Fettzufuhr zum Ausgleich gesteigert werden. Die Kombination aus vielen, sehr mageren Proteinquellen mit lediglich Salat oder Gemüse als Beilage funktioniert in der Reduktionsphase besonders gut,

Tab. 19 Anpassung des Trainings an die Auf- und Entladezyklen

Montag **Aufladen**
• Hanteltraining
• Cardio 20-30 Minuten

Freitag **Entladen 4**
• Hanteltraining
• Cardio 90 Minuten

Dienstag **Entladen 1**
• Hanteltraining
• Cardio 45 Minuten

Samstag **Aufladen 1**
• kein Hanteltraining
• kein Cardio

Mittwoch **Entladen 2**
• Hanteltraining
• Cardio 60 Minuten

Sonntag **Aufladen 2**
• Hanteltraining
• Cardio 20-30 Minuten

Donnerstag **Entladen 3**
• kein Hanteltraining
• Cardio 75 Minuten

Montag **Aufladen 3**
• Hanteltraining
• Cardio 20-30 Minuten

ist aber auch deutlich härter durchzustehen. Es bewährt sich erfahrungsgemäß, zu Beginn des Abnehmens während der Kohlenhydratreduktionszyklen noch mehr Fett zu essen. Mit zunehmender Diätdauer und langsamer werdenden Fortschritten wird es dann nach und nach vom Speiseplan gestrichen. 1-1,5 Gramm vorwiegend „gesundes" Nahrungsfett pro Kilogramm Körpergewicht und Tag können als Startpunkt gelten. Im Mittelpunkt steht auf jeden Fall die Verminderung der Kohlenhydrate auf unter 80-100 Gramm am Tag. Je niedriger die Kalorienzufuhr, desto mehr Protein sollte aufgenommen werden. In der Praxis gelten drei Gramm Protein pro Kilogramm Körpergewicht oder mehr als Richtlinie für die Fettabbauphase. Steht anfangs noch ein höherer Fettanteil auf dem Speiseplan, sollten den meisten Athleten aber zwei Gramm Eiweiß pro Kilogramm Körpergewicht bei weitem ausreichen.

Die Aufladephase wird sehr kohlenhydratreich, aber extrem fettarm gestaltet. Für diese Phase kann man sich an den Normen der streng fettarmen Diäten orientieren. Da Kohlenhydrate – egal ob Stärke oder Zucker – in den ersten ein bis drei Tagen nicht zu Körperfett umgewandelt werden, kann hier ruhig eine Überschusssituation geschaffen werden. Der einzelne Sportler wird experimentieren müssen, wie viele Aufladetage und Kohlenhydrate er sich in der Diätphase leisten kann. Das benötigte Verhältnis von Entlade- zu Aufladetagen wird anhand der Fortschritte ermittelt: Geht der Fettabbau zu langsam vonstatten, wird ein kohlenhydratarmer Tag angehängt, bleibt die Muskulatur trotz reichlich Kohlenhydraten flach, verlängert man den Aufladezyklus. Dieses Verhältnis bleibt erfahrungsgemäß nicht konstant, sondern variiert ständig. Auch ob „Schummel"-Tage oder -mahlzeiten ausgeglichen werden können, hängt vom Individuum und Trainingsumfang ab. Werden „Fresstage" eingesetzt, dann nach bewährter Manier immer am ersten Tag nach einem Entladezyklus! Auf diese Weise dürfte am wenigsten Körperfett gespeichert werden.

Fur Wettkampfathleten gilt die obige Nahrungsmittelauswahl bis zirka vier oder sechs Wochen vor der Show, dann sind bestimmte Lebensmittel nach und nach zu streichen. Bei der unmittelbaren Wettkampfvorbereitung wird dieses Thema noch detaillierter ausgeführt.

Das größte Problem bei dieser Art der „Zick-Zack-Diät" ist mit Sicherheit die genaue Trennung von Fett und Kohlenhydraten und der damit einhergehende Aufwand für Berechnungen und Überwachung. Insbesondere Freizeitsportler, die „einfach nur einige Kilo loswerden" möchten, werden sich einer so anstrengenden Prozedur nur ungern unterziehen. Auch der recht hohe Experimentieraufwand, bis man seinen Weg gefunden hat, schreckt viele ab. Ein weiterer Minuspunkt ist für eingefleischte Bodybuilder die Tatsache, von einigen in Stein gemeißelten Diätgesetzen Abschied nehmen zu müssen.

Andererseits stellt gerade dieses, an die Physiologie unseres Körpers angepasste System für Naturalathleten eine Möglichkeit dar, respektable Fortschritte zu erzielen. Ein weiterer wichtiger Vorteil der „Zick-Zack-Diäten" allgemein besteht laut den Erfahrungsberichten von Athleten darin, dass sich der Körper durch die ständig wechselnde Kalorien- und Kohlenhydratzufuhr „nicht so schnell an die Diät gewöhnt." Auf diese Weise wird der Stoffwechsel nicht so schnell verlangsamt und man muss die Energiezufuhr nicht so stark einschränken, wie bei anderen Reduktionsdiäten. Dieses Argument ist wissenschaftlich leider unzureichend untersucht.

Auf jeden Fall ist bei der „Kohlenhydrate-Fett-Trennkost" der größere Abwechslungsreichtum hinsichtlich der Lebensmittelauswahl eine Erleichterung: Zwölf Wochen lang nur wenig Fett oder nur wenig Kohlenhydrate zu essen ist wesentlich einseitiger und für die Psyche viel schwieriger, als zwischen beiden Methoden abzuwechseln. Man holt sich sozusagen aus beiden Welten das Beste. Soll der Körperfettanteil unter 10 % gesenkt werden, fühlt sich das aber auch mit dieser Kostform scheußlich an und die Fortschritte werden von Tag zu Tag schwieriger, soviel ist sicher!

Um experimentierfreudigen Sportlern den Schrecken vor dem ersten Schritt zu nehmen, sei an dieser Stelle noch ein leicht umsetzbares „Zick-Zack-Konzept" ohne große Berechnungen von Chris Aceto aus der FLEX vorgestellt [30]: Der erste Schritt besteht darin, mit Hilfe der Tabellen 20 und 21 anhand seines eigenen Körpergewichtes die täglich vorgesehenen Portionsgrößen für kohlenhydratarme und kohlenhydratreiche Tage festzulegen. Danach hält man sich fünf Tage lang an eine kohlenhydratarme Kost mit sechs Mahlzeiten täglich. Nach dieser Entladephase folgt laut Aceto ein Aufladetag. Für viele Personen ist das zu hart. Man findet ein für sich verträgliches Verhältnis am besten selbst heraus.

Für einen 80 Kilogramm schweren Sportler könnte sich gemäß Acetos Vorgaben eine kohlenhydratarme Mahlzeit beispielsweise aus 220 Gramm Hühnerbrust ohne Haut mit einer großen Kartoffel bestehen, während er an einem Aufladetag zum Frühstück vielleicht 200 Gramm Hüttenkäse mit drei Scheiben Brot essen würde. Das Nahrungsfett wird bei dieser Variante konstant niedrig gehalten.

Night of Champions-Sieger Jay Cutler, Schützling von Chris Aceto, geht nach demselben Prinzip – nur noch etwas genauer – vor, um Fett abzubauen und maximale Muskelmasse zu erhalten: In der ersten Phase reduziert er die Kalorienzufuhr über zwei Tage. Dies wird erreicht, indem er seine Kohlenhydrate auf nur 0,9 Gramm pro Tag und Kilogramm Körpergewicht bei einem Minimum an Nahrungsfett herunterschraubt. Gleichzeitig wird die

Tab. 20 Nährstoffverteilung für Auf- und Entladetage

Anhand des eigenen Körpergewichtes stellt man sich die täglichen Portionen an eiweiß- und kohlenhydrathaltigen Lebensmitteln für Auf- und Entladetage mit Hilfe von Tab. 21 zusammen. Gemüseportionen an kohlenhydrat-armen Tagen bedeutet beliebig große Mengen an Spargel, Broccoli, Feldsalat, grünen Bohnen, Pilzen, Auberginen, Rettich, Zucchini, Spinat oder Kohl zu essen (natürlich ohne Butter).

Kohlenhydratarme Tage

65-79 kg Körpergewicht	80-100 kg Körpergewicht	über 100 kg Körpergewicht
• 6 Portionen Eiweiß aus Gruppe A • 3 Portionen Kohlenhydrate aus Gruppe D • 3-6 Portionen Gemüse	• 6 Portionen Eiweiß aus Gruppe B • 3 Portionen Kohlenhydrate aus Gruppe D • 3-6 Portionen Gemüse	• 5-6 Portionen Eiweiß aus Gruppe C • 3 Portionen Kohlenhydrate aus Gruppe F • 3-6 Portionen Gemüse

Kohlenhydratreiche Tage

Unter 65-79 kg Körpergewicht	80-100 kg Körpergewicht	über 100 kg Körpergewicht
• 6 Portionen Eiweiß aus Gruppe A • 7-10 Portionen Kohlenhydrate aus Gruppe D	• 6 Portionen Eiweiß aus Gruppe A • 9-10 Portionen Kohlenhydrate aus Gruppe E	• 5-6 Portionen Eiweiß aus Gruppe B • 3 Portionen Kohlenhydrate aus Gruppe F

Proteinzufuhr auf etwa vier Gramm pro Kilogramm und Tag angehoben, um einem Abbau an Muskelprotein vorzubeugen. Nach zwei Tagen kontrolliert Cutler, wie sein Körper anspricht: Wirkt die Muskulatur härter und noch ausreichend voll, werden zwei weitere Tage mit reduzierter Kohlenhydrat- und Kalorienzufuhr angehängt. Fühlt er sich dagegen leer und flach, wird die Kohlenhydratmenge für zwei Tage auf 2,2 Gramm pro Kilogramm und Tag erhöht, die zugeführte Eiweißmenge sinkt auf etwa drei Gramm pro Kilogramm und Tag. Am dritten Tag schließt sich ein „Fresstag" an, der auch zum Muskelaufbau genutzt werden kann (etwa 2 g Protein und 8 g Kohlen-

Tab. 21 Eiweiß- und Kohlenhydratportionen für Auf- und Entladetage

Eiweißportionen

Gruppe A (jeweils 30 g Protein)	Gruppe B (jeweils 45 g Protein)	Gruppe C (jeweils 60 g Protein)
• 10 Eiklar • 8 Eiklar+1 ganzes Ei • 200 g Hüttenkäse • 3 EL Proteinpulver • 150 g Hühnerbrust ohne Haut • 200 g Tofu • 150 g Heilbutt (Rohgewicht) • 150 g Thunfisch in eigenem Aufguss	• 15 Eiklar • 11 Eiklar + 2 ganze Eier • 300 g Hüttenkäse • 4-5 EL Proteinpulver • 220 g Hühnerbrust ohne Haut • 300 g Tofu • 220 g Heilbutt (Rohgewicht) • 220 g Thunfisch in eigenem Aufguss	• 20 Eiklar • 16 Eiklar + 2 ganze Eier • 400 g Hüttenkäse • 6-7 EL Proteinpulver • 300 g Hühnerbrust ohne Haut • 400 g Tofu • 300 g Heilbutt (Rohgewicht) • 300 g Thunfisch in eigenem Aufguss

Kohlenhydratportionen

Gruppe D (je 30 g Kohlenhydrate)	Gruppe E (je 45 g Kohlenhydrate)	Gruppe F (je 60 g Kohlenhydrate)
• 180 g Kartoffeln • 30 g Reis (Trockengew.) • 50 g Nudeln (Trockengewicht) • 2 Scheiben Brot (je 40 g) • 1 Banane (150 g) • 0,3 l Orangensaft • 50 g Getreideflocken • 300 g Apfel	• 270 g Kartoffeln • 45 g Reis (Trockengew.) • 75 g Nudeln (Trockengewicht) • 3 Scheiben Brot (je 40 g) • 2 kleine Bananen (250 g) • 0,45 l Orangensaft • 75 g Getreideflocken • 450 g Apfel	• 360 g Kartoffeln • 60 g Reis (Trockengew.) • 100 g Nudeln (Trockengewicht) • 4 Scheiben Brot (je 40 g) • 2 Bananen (300 g) • 0,6 l Orangensaft • 100 g Getreideflocken • 600 g Apfel

Anhand des Körpergewichts und Tabelle 20 werden die täglichen Portionen an Eiweiß und Kohlenhydraten zusammengestellt.

hydrate pro kg Körpergewicht; Eiweißquellen mit mehr Fett wie Lachs und rotes Fleisch sind erlaubt). Danach startet der Zyklus von vorn. Auch Cutler gleicht sein Ausdauertraining an die Ernährungszyklen an: An kohlenhydratarmen Tagen trainiert er 60 Minuten Cardio bei niedriger Intensität, steigt dann die Kohlenhydratzufuhr, verringert er das Ausdauertraining auf 40 Minuten täglich, allerdings wird die Intensität gesteigert.

Der sechsfache Mr. Olympia Dorian Yates behielt seine „Zick-Zack-Variante" aus der Aufbauphase auch während der Wettkampfvorbereitung bei, indem einmal pro Woche Steak, Pommes Frites und Eis erlaubt waren, die starren Regeln also durchbrochen wurden. Schließlich befolgte auch der IFBB Champion Eddie Robinson während seiner aktiven Zeit eine zyklische Diätvariante, indem er acht Wochen vor einem Wettkampf seine Kohlenhydrate für 72 Stunden auf 100-150 Gramm täglich reduzierte, um dann 36 Stunden lang mit 300-350 Gramm aufzuladen. Dabei bevorzugte er Haferschrot zum „Carb-Loading" und Gemüse zum Kohlenhydrateentspeichern.

4.5.5 Fazit

Obwohl im Bodybuilding eine ganze Reihe von Reduktionsdiäten zum Einsatz kommen, wird die streng fettarme Variante immer noch am häufigsten genutzt. Prinzipiell funktioniert jede Strategie, solange Kalorienbeschränkung und Training kombiniert werden. Da sich der Körper nach und nach an die Hungersituation gewöhnt, muss mit zunehmender Dauer die Kalorienzufuhr weiter gesenkt und/oder der Umfang des Cardiotrainings erhöht werden.

Die zyklischen Diätformen haben durch die zeitweise hohe Energiezufuhr möglicherweise den Vorteil, dass der Organismus seinen Verbrauch nicht so schnell vermindert. Die größere Lebensmittelvielfalt wirkt sich bei dieser Kost außerdem positiv auf die Motivation des Athleten aus. Da durch die hohen Trainingsumfänge in Kombination mit der verminderten Nährstoff- und Energiezufuhr in der Diätphase die Entstehung eines Übertrainingssyndroms droht, ist dem durch eine entsprechend erweiterte Regenerationsphase nach dem Wettkampf Rechnung zu tragen. Auch die Ernährung sollte dann zur psychischen Entspannung zeitweise lockerer angegangen werden.

4.6 Wettkampfvorbereitung

Nach 12-14 Wochen Reduktionsdiät haben die meisten Athleten ein Minimum an Körperfett erreicht und damit befindet sich der Körper eigentlich in Topform. Für Wettkämpfe oder Fotoshootings ist es möglich, nun noch die sogenannte unmittelbare Vorbereitungsphase anzuschließen. Dabei handelt es sich um verschiedene Maßnahmen, die das Aussehen noch um einige Quentchen verbessern können, die sozusagen den „letzten Schliff" verleihen. Das gilt vor allem für das Aufladen der Muskulatur mit Kohlenhydraten und Strategien, um extrazelluläres Wasser zwischen Muskeln und Haut auszuscheiden.

Kaum eine dieser Strategien ist wissenschaftlich untersucht, sie basieren allein auf empirischen Werten, also auf der persönlichen Erfahrung vieler Athleten. Die folgenden Abschnitte sollen eine Übersicht über einige von Wettkampfbodybuildern angewandte Methoden liefern, um einen Eindruck von deren unmittelbarer Vorbereitungsperiode zu vermitteln. Ein Anspruch auf Vollständigkeit wird dabei nicht erhoben.

4.6.1 Die letzten vier Wochen

In den letzten 28 Tagen vor dem Wettkampf (häufig auch schon früher) streichen Bodybuilder oft Weizen- und Weizenprodukte, sowie Milch- und Milchprodukte von ihrem Speisezettel. Dieses Vorgehen wird damit begründet, dass bei Verzehr der genannten Lebensmittel in größerem Umfang Wasser unter der Haut gespeichert wird, wodurch die Muskeldefinition verwischt. Als Verursacher werden pflanzliche Östrogene, Milchzucker bzw. Milcheiweiß vermutet; eine wissenschaftliche Begründung fehlt.

Aber auch schnelle Kohlenhydrate, also vor allem Trauben-, Malz- und Haushaltszucker werden in diesem Zeitraum häufig gemieden. Dieses Vorgehen ist leichter zu erklären: Der durch Zucker stark angeregte Insulinspiegel kann bei empfindlichen Athleten durchaus eine sichtbare extrazelluläre Wasserspeicherung bewirken. Insulin gibt als Botenstoff der Niere nämlich den „Befehl", mehr Natrium, also einen Bestandteil von Kochsalz, im Körper zurückzubehalten. Da im Organismus jedes Molekül Natrium ein Vielfaches seines Eigengewichtes an Wasser außerhalb der Zellen (also auch unter der Haut) zu speichern vermag, können empfindliche Personen ihre Definition mit zu viel Zucker vielleicht beeinträchtigen. Die meisten Bodybuilder gehen deshalb auf Nummer sicher und verzehren in den letzten vier Wochen nur noch Fisch und Gemüse oder Hühnerbrust und Reis, meist ohne zu salzen und nachzuwürzen. Diese Kost ist bei längerer Dauer natürlich extrem einseitig und keineswegs empfehlenswert.

4.6.2 14-7 Tage vor dem Wettkampf

Auch hier hat jeder Athlet sein eigenes, meist auf Erfahrungen basierendes Erfolgsrezept. Laut Chris Aceto ist es günstig, in den letzten 10 Tagen kein Ausdauertraining mehr zu betreiben, da das Muskelvolumen darunter zu leiden scheint. Auch auf Beintraining wird häufig verzichtet, weil die Schärfe der Oberschenkelmuskulatur dann besser zur Geltung kommt. Oft werden nur noch ein leichtes Pumptraining für den Oberkörper und ein Posingprogramm (isometrisches Training: Muskelanspannen) absolviert.

4.6.3 7 Tage vor dem Wettkampf

Das Aufladen der Muskulatur mit Kohlenhydraten findet in der Regel innerhalb der letzten sieben Tage vor dem Wettkampf statt und erfüllt zwei Forderungen: Zum einen wissen wir aus dem Aufbaukapitel, dass die Muskulatur mit Hilfe von Kohlenhydraten sehr viel Wasser speichern kann und dadurch extrem voll erscheint. Das Muskelvolumen wird also für den Wettkampf optimiert. Das zweite Ziel überschneidet sich mit der Manipulierung des Wasserhaushaltes: Wird beim Aufladen nur wenig Flüssigkeit von außen zugeführt, zieht nach den Thesen von Wettkampfbodybuildern die Muskulatur das unter der Haut gelegene Wasser in die Muskelzellen, um Glykogen speichern zu können. Die Folge ist eine pralle, aufgepumpte Muskulatur bei gleichzeitig pergamentpapierdünner Haut (wenn es klappt).

Wie Entladen und Aufladen prinzipiell funktioniert, dürfte aus den vorherigen Kapiteln eigentlich klargeworden sein. FLEX-Autor Steve Stiefel empfiehlt, die Kohlenhydrate eine Woche vor dem Ereignis auf 100-150 Gramm zu reduzieren. Zwei Tage vor dem Termin werden dann abends zusätzliche 200 Gramm Kohlenhydrate in Form von Reis oder Kartoffeln auf zwei Mahlzeiten verteilt gegessen. Dabei sollte man sein Spiegelbild sorgfältig kontrollieren. Auf den folgenden Tag werden dann 400-500 Gramm Kohlenhydrate verteilt, es wird nicht trainiert. Auch am Wettkampftag wird nochmals die gleiche Menge verzehrt.

Chris Acetos Variante ist ähnlich, aber etwas individueller, indem er die Kohlenhydrate drei Tage lang nach folgendem Schema reduziert: Isst man normalerweise 300 Gramm, wird ihre Zufuhr am ersten Tag auf 150 Gramm vermindert, am zweiten auf 75 Gramm und am dritten auf etwa 30-40 Gramm. An diesen Tagen wird mit doppelt so vielen Sätzen und Wiederholungen wie sonst trainiert. Das verbrennt bekanntermaßen vornehmlich Kohlenhydrate und außerdem wird die Muskulatur „geschult", bei der anschließenden Aufladephase mehr davon einspeichern zu können. An den zwei Tagen vor dem Ereignis wird dann aufgeladen. Acetos Faustformel dafür lautet so: Man nehme seine normale Kohlenhydratzufuhr aus der Aufbauphase und multipliziere sie mit 1,75. Isst ein Bodybuilder außerhalb der Saison 600 Gramm „Carbs" am Tag, würde er an den zwei Aufladetagen also jeweils ungefähr 1000 Gramm Kohlenhydrate benötigen (600 x 1,75 = 1050 Gramm). Laut Aceto ist es auch günstig, beim Aufladen etwas Wasser zu trinken, denn der Löwenanteil des in die Muskelzellen gezogenen Wassers soll zwar aus dem Unterhautgewebe stammen, eine gewisse Menge muss aber seinen Ausführungen nach zugeführt werden.

Ein solches Vorgehen muss man unbedingt üben! Irgendwann – individuell unterschiedlich – kommt nämlich der Punkt, an dem die Kohlenhydrate plötzlich „glatt" machen können. Diesen Moment muss man vorher abpassen können. Jeder sollte für sich ausprobieren, wo dieser Punkt liegt. Viele machen den Fehler, sich zu überladen. Die Muskeln sind dann zwar „voll", aber die Definition ist dahin. Man sollte sich daher nicht „bis zum Anschlag" volladen; in diesem Fall ist etwas weniger oft besser.

Eine deutlich bessere Muskelschärfe wird von insulinempfindlichen Sportlern erzielt, indem man zum Aufladen sehr langsame Kohlenhydrate wählt, welche die Insulinproduktion nicht so abrupt beeinflussen. Manch einer fährt hinsichtlich Muskeldefinition vielleicht sogar am besten, wenn die Kohlenhydrate in der letzten Woche prinzipiell niedrig gehalten werden.

Gemäß einem älteren Artikel in der SPORTREVUE müssen einige wenige Athleten vor einem Wettkampf ausnahmsweise sogar eine Ketose erzielen, um definiert auszusehen. Werden nämlich Ketone über den Urin ausgeschieden (in diesem Fall empfiehlt sich eine Überprüfung mit Ketosticks), zieht das immer auch eine Menge Wasser und Natrium aus dem Körper. Zusätzlich ist der Insulinspiegel sehr niedrig und verstärkt das Geschehen noch. Gravierender Nachteil dieser Strategie: Die Muskeln werden unglaublich „flach".

Dagegen haben andere Sportler weniger ein Definitionsproblem, sondern ihre Muskeln werden einfach nicht richtig „voll". Das kann zum einen an einer zu geringen Trinkmenge liegen, zum zweiten an einer zu niedrig berechneten Kohlenhydratmenge oder es wird einfach nicht lange genug aufgeladen. Wenn man sich an das Thema Erholung erinnert, ist bekannt, dass die vollständige Auffüllung entleerter Kohlenhydratspeicher manchmal bis zu sieben Tage dauert (siehe Tab. 1). Drittens speichern einige Athleten Kohlenhydrate deutlich besser, wenn sie gleichzeitig auch mehr Fett essen. Man denke nur an das enorm „pralle" Gefühl nach einem Fresstag. Auch dieses muß ausprobiert werden. Nicht zu vergessen: Auch die Schlafperiode kann effektiv zum Aufladen verwendet werden (siehe Tab. 3).

Etwas mehr Kochsalz (Natrium) zu verbrauchen, kann bei der Kohlenhydratspeicherung hilfreich sein, diese Maßnahme verbietet sich aber in der Wettkampfvorbereitung aus verständlichen Gründen. Es gibt übrigens eine Studie, die den Effekt des Kohlenhydrataufladens auf die Muskelumfänge von Bodybuildern untersuchte [31]. Ein Beleg für die Wirksamkeit der Methode wurde allerdings nicht gefunden.

4.6.4 Die Manipulation des Wasserhaushaltes

Der wahrscheinlich schwierigste Teil und die größte Gratwanderung zwischen Spitzenform und Versagen betrifft die Manipulation des Wasserhaushaltes.

Dies spiegelt sich deutlich im ausgeprägten Gebrauch von Diuretika [32], Plasmaexpandern und anderen Medikamenten im Wettkampfbodybuilding wider. Auch das Risiko einer akuten gesundheitlichen Schädigung nimmt durch solche Vorgehensweisen stark zu.

Es gibt andererseits natürliche Methoden, um den Wasserhaushalt im Sinne des Bodybuilders zu verändern. Allerdings wirken Ernährungsumstellungen nie so effektiv, wie ein potentes Medikament, darüber muss man sich im Klaren sein. Dafür fällt die akute gesundheitliche Gefährdung bei diesen eher zu empfehlenden Strategien um einiges niedriger aus, als bei der Verwendung von Pharmaka. Wettkampfathleten mögen angesichts der heutzutage geforderten Form darüber nur müde lächeln, wer aber das Bild des IFBB-Profis Paul Dillett vor Augen hat, der bei einem Wettkampf in der Doppelbizepspose – vor Muskelverkrampfungen starr wie eine Schaufensterpuppe – von mehreren Männern von der Bühne getragen und notärztlich versorgt werden musste, wird vielleicht zumindest nachdenklich. Auch an den mit Diuretikamissbrauch in Zusammenhang stehenden Tod der Bodybuilder Mohammed Benaziza und Hans Sallmeyer soll hier erinnert werden. Laut Untergrundliteratur sind Diuretika die gefährlichsten Medikamente im Arsenal des Sportlers [32].

Die grundlegende Herausforderung besteht in einer kurzzeitigen Umverteilung der Körperflüssigkeit in die Zellen. Der Rest soll dann unter der Haut weitgehend „herausgespült" werden. Verliert man aber zuviel Wasser, werden die Muskeln flach (sie bestehen schließlich zu mehr als 70 % aus Wasser). Scheidet der Sportler dagegen nicht genug aus, kommt keine ausreichende Muskeldefinition zustande. Wie gesagt, es ist eine Gratwanderung. Es gibt kein Blankorezept zum Erfolg.

Der menschliche Wasserhaushalt ist eine sehr komplex geregelte Größe; unser Körper weiß im gesunden Zustand ziemlich genau, wie viel Flüssigkeit er benötigt. Wasser ist eines seiner wichtigsten Bedürfnisse. Nur mangelnde Sauerstoffzufuhr und starker Schmerz lassen einen Menschen ein intensives Durstgefühl kurzzeitig vergessen. Hunger interessiert erst an viel späterer Stelle. An der Feinregulation des Wasserhaushaltes sind sehr viele Organe und Systeme beteiligt, eine zentrale Stelle nehmen jedoch die Nieren ein.

Auch verschiedene Mineralstoffe, Hormone und Hormonsysteme beeinflussen den Wasserhaushalt. Den Bodybuilder interessieren vor allem Natrium, Kalium, Insulin, Cortisol und Östrogene.

Das Natrium haben wir schon angesprochen, es kommt nicht nur im Speisesalz vor, sondern auch in fast allen Lebensmitteln. Natrium sorgt dafür, dass unser Körper Wasser außerhalb der Zellen, also auch unter der Haut, speichern kann. Kalium ist der Gegenspieler des Natriums, es hilft unserem Körper, Wasser in die Zellen einzulagern, also dort, wo es in der Wettkampfvorbereitung hin soll. Kalium ist weiterhin an der Glykogenspeicherung beteiligt, es kann also in der Zeit der Wettkampfvorbereitung ein Verbündeter sein, da es das Muskelvolumen erhalten hilft. Dass sich zuviel Kalium auch negativ auswirken kann, wird später noch dargestellt.

Der Effekt des Insulins auf den Wasserhaushalt wurde beim Thema Kohlenhydratspeicherung schon hinreichend abgeklärt. Auch das Cortisol kennen wir bereits, vom Thema Übertraining nämlich. Cortisol baut aber nicht nur Muskeleiweiß ab, sondern sorgt auch dafür, dass der Körper mehr Natrium und damit Wasser speichert. Man kann vermuten, dass die Empfehlung in den letzten 7-10 Tagen weniger zu trainieren darauf beruht, dass man durch die umfangreiche Wettkampfvorbereitung oft übertrainiert ist und mehr Cortisol ausschüttet. Fährt man dann das Training entsprechend herunter, normalisiert sich der Spiegel des Stresshormons und man speichert weniger Wasser. Stress sollte in den letzten Tagen also generell gemieden werden, um möglichst geringe Cortisolspiegel zu bewahren.

Östrogene (weibliche Geschlechtshormone) können ebenfalls zu einer ausgeprägten Wasserspeicherung führen. Männliche Naturalathleten interessiert das aus folgendem Grund nur wenig: Östrogene werden beim Mann in normalerweise geringem Umfang im Fettgewebe gebildet. Da „Mann" nach der Wettkampfdiät aber extrem fettarm dasteht, spielt dieser Vorgang keine Rolle. Anders bei weiblichen Athleten, denen bei entsprechender Veranlagung Hormonschwankungen vielleicht einen Strich durch die Rechnung machen können. Da Hardcoreathleten vor einem Wettbewerb meist Antiöstrogene in hoher Dosierung einnehmen, betrifft sie das Östrogenproblem meist nicht so sehr.

Welche Strategien werden nun angewendet, um den Wasserhaushalt zu manipulieren? Die erste Veränderung betrifft in der Regel die Wasserzufuhr: Die tägliche Trinkmenge wird in den letzten vier Wochen, oder schon davor, auf 5 Liter und mehr am Tag erhöht. Manche Athleten trinken zwölf Liter Wasser am Tag. Der Sinn dieses Handelns ist ganz einfach: Der Körper registriert, dass er sehr viel Flüssigkeit von außen zugeführt bekommt und gewöhnt sich – vereinfacht gesagt – daran, mehr davon auszuscheiden. Mineralarmes Wasser ist daher das ideale Diuretikum. Trinkt man viel, verliert man auch viel. Jede Portion sollte über 0,3-0,5 Liter liegen, weil so die Urinproduktion deutlich angeregt wird. Mit dem ganzen Wasser schwemmt der Körper natürlich auch Mineralstoffe aus, vor allem Natrium, das wir ja kurzzeitig loswerden wollen. Begrenzt man die Wasserzufuhr dann einige Tage vor dem Ereignis auf ein absolutes Minimum, stellt sich unser Organismus nicht gleich um, der Wasser- und Natriumverlust hält noch einige Zeit an. Dieses ausgeschiedene Wasser stammt, nach der Argumentation von Wettkampfathleten, aus dem Gewebe unter der Haut. Die Folge ist ein scharfes Muskelrelief. Das gilt insbesondere, wenn beim gleichzeitigen Kohlenhydrataufladen nur relativ wenig getrunken wird: Die Haut wirkt dann papierdünn, jede Ader, jeder Querstreifen auf der Muskulatur wird sichtbar, die Form des Wettkampfbodybuilders ist erreicht.

Nach Chris Acetos Meinung reicht es, die Wasserzufuhr sieben Tage vor dem Wettkampf zu verdoppeln, um dann drei Tage vorher auf 50 % der gewohnten Trinkmenge zu gehen. Trinkt der Sportler also üblicherweise fünf Liter, steigert er diese Menge eine Woche vor dem Wettkampf auf zehn Liter täglich, um sie 72 Stunden vorher schließlich auf 2,5 Liter zu begrenzen. Diese relativ geringe Flüssigkeitsmenge ist an den letzten Tagen nötig, um den „Natriumausspüleffekt" effektiv zu nutzen. Von der häufig zu beobachtenden Praxis, an den letzten Tagen destilliertes Wasser zu trinken, kann nur dringend abgeraten werden. Mineralarmes Wasser sollte normalerweise ausreichend sein! Manche Wettkämpfer begnügen sich auch damit, ihre Flüssigkeitszufuhr am frühen Abend des Vortages einfach einzustellen.

Es kommt aber nicht nur auf zeitlich gezielte Trinkmengen an, zusätzlich wird noch die Natrium- und Kaliumaufnahme geschickt verändert: Je nach

Individuum wird fünf bis zehn Tage vor dem Wettkampf die Natriumzufuhr erhöht. Joe Weider rät, sich über sieben Tage von 2-3 Gramm Natrium am ersten Tag auf 8-10 Gramm hochzuarbeiten [33]. In den letzen 72 Stunden wird die Natriumzufuhr dann auf ein absolutes Minimum begrenzt und viel Wasser getrunken. Wie schon erklärt, hat sich der Organismus des Athleten theoretisch auf die hohe Zufuhr eingestellt und „gelernt", viel auszuscheiden. Kommt dann ganz plötzlich nichts mehr von außen nach, wird durch das reichliche Wassertrinken sehr viel Natrium unter der Haut „weggespült" und ihm muss das dort befindliche Wasser folgen. Dieser Effekt kann 48 bis 72 Stunden andauern, dann folgt eine um so heftigere Natrium- und Wassereinlagerung. Das Timing muss also genau passen!

Chris Aceto sagt deshalb sehr richtig: „Wenn man drei Tage vor dem Wettkampf gut aussieht, gibt es keinen Grund, mit dem Natrium-Haushalt oder anderen Systemen zu experimentieren. Hat man dagegen noch ein gewisses Maß an Wasserspeicherung, mag es sinnvoll sein, die Natriumzufuhr zu reduzieren." Sein System sieht folgendes vor: „Mittwoch: Reduzieren sie die Natrium-Aufnahme um 25 %. Für einen Bodybuilder, der bisher vier Gramm pro Tag zu sich nahm, heißt das, die Zufuhr auf drei Gramm pro Tag zu beschränken. Donnerstag: Reduzieren sie die Natrium-Aufnahme um weitere 25 %. In diesem Fall hieße das, die Menge auf zwei Gramm zu reduzieren. Freitag: Wir bleiben bei der gleichen Menge, wie am Tag zuvor."

Weiterhin glaubt Aceto an das Aufladen mit Kalium: Wir erinnern uns, viel Kalium übt eine positive Wirkung auf das Muskelvolumen aus. Er empfiehlt in den letzten sieben Tagen zwei Gramm Kalium in Tablettenform zusätzlich zu den in der Ernährung enthaltenen Mengen zuzuführen, um die Glykogenspeicherung und Muskelfülle zu optimieren. Der Kaliumhaushalt ist allerdings ebenfalls besonders fein geregelt, bestimmte Kaliumpräparate sind sogar verschreibungspflichtig! Extrem hohe Kaliumaufnahmen können nämlich zu gefährlichen und unter bestimmten Umständen tödlichen Herzrhythmusstörungen führen. Mit der Nahrung kann ein gesunder Mensch diese Mengen aber nicht erreichen. Die in der Apotheke frei erhältlichen Brausetabletten sind in den angegebenen Mengen für gesunde Personen ebenfalls als sicher einzustufen. Weniger bewusst sind sich die meisten

Sportler darüber, dass zu viel Kalium der Form auch abträglich sein kann. Ein hoher Kaliumspiegel kann nämlich die Aldosteronausschüttung anregen [34]. Dieses Hormon bewirkt genau das Gegenteil von dem, was der Bodybuilder anstrebt, es sorgt nämlich unter anderem für eine vermehrte Natrium- und Wasserspeicherung.

Es sei ausdrücklich darauf hingewiesen, dass diese verschiedenen Vorgehensweisen zur Veränderung des Wasserhaushaltes mit einer sehr hohen Fehlerquote belastet sind. Es besteht einerseits die Möglichkeit, 10 % besser auszusehen, gleichzeitig aber die Gefahr, sich um 50 % zu verschlechtern. Ein häufiger Fehler besteht in einer zu frühen und zu starken Einschränkung der Natriumzufuhr.

Zusätzlich angewandte Methoden, um Wasser zu verlieren umfassen beispielsweise Saunabesuche an den letzten Tagen. Manchmal wird auch die Koffeinzufuhr mit Hilfe von Kaffee gesteigert, da sein schwach harntreibender Effekt zusätzliches Wasser aus dem Körper schwemmt. Zu diesem Zweck finden weiterhin verschiedene harntreibende Tees Anwendung. Von Koffeintabletten als „Ersatzdiuretikum" sei übrigens abgeraten: Wird zu viel Wasser ausgeschieden, werden die Muskeln flach. Koffein kann im Organismus außerdem die Wirkung des Stresshormons Noradrenalin verstärken. Die Folge: Die Muskeln werden ihres sorgsam eingespeicherten Glykogens beraubt, was wieder auf Kosten des Volumens geht.

Weniger bekannt ist, dass eine hohe Proteinzufuhr ebenfalls flüssigkeitstreibend wirkt: Das Leberabbauprodukt der überflüssigen Eiweißbausteine, der Harnstoff, muss nämlich mit Flüssigkeit über die Nieren ausgeschieden werden.

Manchmal wird auch Glycerin, ein Stoff der natürlicherweise im Körper hergestellt wird, vor dem Wettkampf eingesetzt. Sein Effekt soll darauf beruhen, mehr Flüssigkeit in die Blutgefäße zu „ziehen" und so noch mehr Wasser unter der Haut loszuwerden. In Studien konnte zwar gezeigt werden, dass Glycerin den Körperwassergehalt steigert [35,36], ob aber der von Bodybuildern angestrebte Effekt eintritt, bleibt noch zu untersuchen. Chris Aceto glaubt jedenfalls, dass 20-30 Milliliter Glycerin ein bis zwei Tage vor dem Wettkampf hilfreich sein könnten.

Tab. 22 Häufig angewandte Maßnahmen für die Wettkampfvorbereitung

Maßnahme	Hintergrund	Zeitraum
Weizen- und Milchprodukte, z.T. auch Einfachzucker werden vom Speiseplan gestrichen.	Unerwünschte Wasserspeicherung unter der Haut soll vermieden werden.	Vier Wochen und länger vor dem Wettkampf
Erhöhung der täglichen Wasserzufuhr auf mindestens 5 Liter.	Der Körper soll sich daran gewöhnen, viel Wasser und Natrium auszuscheiden.	Vier Wochen oder länger vor dem Wettkampf
Weitgehender Verzicht auf Ausdauertraining und/ oder Beintraining.	Durch eventuelles Übertraining erhöhte Cortisolspiegel sollen gesenkt und dadurch bedingte Wassereinlagerungen vermindert, sowie das Muskelvolumen gesteigert werden.	10-7 Tage vor Wettkampf
Die Flüssigkeitszufuhr wird noch einmal verdoppelt.	Der Wasserhaushalt soll auf die folgende „Ausschwemmphase" vorbereitet werden.	7 Tage vor Wettkampf
Die Natriumzufuhr wird von manchen Athleten schrittweise erhöht.	Viel Natrium in der Nahrung signalisiert dem Körper „bitte viel davon ausscheiden". Die „Ausschwemmphase" wird weiter vorbereitet.	10.-4. Tag vor Wettkampf
Die Kohlenhydratentleerungsphase wird begonnen.	Die Kohlenhydratspeicher werden in Verbindung mit einem „Entleerungstraining" auf die anschließende Aufladephase vorbereitet. Teilweise werden nur die Kohlenhydrate reduziert.	7.-4. Tag vor Wettkampf
Die Kohlenhydratladephase wird begonnen, der Athlet trainiert dabei nicht mehr.	Es soll möglichst viel Wasser in die Muskelzellen gelangen um die Muskeln voll und hart erscheinen zu lassen.	3. Tag bis zum Wettkampf
Die bisherige Flüssigkeitszufuhr wird auf die Hälfte oder weiter reduziert, gleichzeitig wird die Natriumzufuhr stark eingeschränkt.	Überflüssiges Wasser unter der Haut wird ausgeschwemmt, bzw. in die Muskulatur gezogen.	3. Tag bis zum Wettkampf

Tab. 23 Jay Cutlers Vorbereitung an den letzten Tagen vor einem Wettkampf nach FLEX (modifiziert)

Kohlenhydratzufuhr	Wasserzufuhr	Natriumaufnahme
Normale Zufuhr 350 g pro Tag	*Normale Zufuhr* 12-16 Liter	*Normale Zufuhr* 5000 mg (+/- 10%)
Montag bis Mittwoch 250 g pro Tag		*Dienstag* 2500 mg
		Mittwoch 1250 mg
Donnerstag und Freitag 550 g pro Tag	*Donnerstag* 6 Liter	*Ab Donnerstag* Kein Natrium mehr, außer minimalen Mengen in Weizenflocken, Hühnerbrust, Reis, Bananen, Eiern
	Freitag 1 Liter	

Letztlich wirkt Alkohol ebenfalls harntreibend. Dorian Yates empfahl beispielsweise laut FLEX seinem Schützling Ernie Taylor vor der Night of Champions 2001, am Vorwettkampftag vor dem Schlafengehen ein Glas trockenen Weißwein zu trinken. Obwohl dies sicherlich als Entspannungshilfe gedacht war, nahm Mr. Taylor den schwach diuretischen Effekt des Alkohols wahrscheinlich gerne in Kauf. Früher wurde übrigens auch unmittelbar vor dem Wettkampf etwas Alkohol getrunken. Dieser macht nämlich die Blutgefäße weit, wodurch die Venenlandschaft über der Muskulatur besonders gut zur Geltung kommt. Im heutigen Leistungsbodybuilding übernehmen meist Medikamente diese Aufgabe.

Hiermit wären die wichtigsten Prinzipien der unmittelbaren Wettkampfvorbereitung im Bodybuilding beschrieben. Dass alle diese Dinge auf dem Papier nur graue Theorie sind, zeigt sich durch die Tatsache, dass selbst Profis ihre Form im Wettkampf nur allzu selten auf den Punkt bringen können. Es spielen eben eine ganze Reihe von Faktoren eine Rolle, die nur

Tab. 24 Umittelbare Wettkampfvorbereitung eines Athleten, der innerhalb einer Woche acht Kilogramm Körpermasse reduzieren musste, um in einer niedrigeren Gewichtsklasse zu starten

Bei der Qualifikation für die Deutsche Meisterschaft bestand das Problem einer zu ausgeprägten Wasserspeicherung. Daraufhin wurde der Entschluss gefasst, beim fünf Tage später stattfindenden Wettkampf in der Gewichtsklasse bis 80 Kilogramm zu starten. Da das Gewicht am Tag nach der Qualifikation 88,0 Kilogramm betrug, mussten also innerhalb der nächsten Tage acht Kilo Gewicht reduziert werden. Folgende Maßnahmen sollten zur Anwendung kommen:

Der überwiegende Teil des noch abzunehmenden Gewichts sollte aus Wasser bestehen, was mittels harntreibender Tees, niedriger Flüssigkeitszufuhr und reichlich Training realisiert wurde.

Bei einer so extremen Gewichtsreduktion musste unweigerlich auch Muskelmasse geopfert werden, wozu eine stark reduzierte Nahrungszufuhr, reichlich Ausdauer- und Oberkörpertraining, sowie Posing maßgeblich beitrugen.

Tag 1: Zwei Einheiten Ausdauertraining zu je 90 Minuten, 60 Minuten Oberkörpertraining, sowie 30 Minuten Posing.
Ernährung: 1600 kcal., 285 g Eiweiß, 15 g Kohlenhydrate, 40 g Fett aus Proteinpulver, Steak und etwas Pflanzenöl.
Flüssigkeit: 2 Liter Tee
Gewicht: 88,0 Kilogramm

Tag 2: Zwei Einheiten Ausdauertraining zu je 90 Minuten, 60 Minuten Oberkörpertraining, Posing.
Ernährung: 1330 kcal., 237 g Eiweiß, 12 g Kohlenhydrate, 33 g Fett aus Proteinpulver, Steak und etwas Pflanzenöl.
Flüssigkeit: 2 Liter Tee
Gewicht: 85,0 Kilogramm

Tag 3: Drei Einheiten Ausdauertraining zu je 45 Minuten, Posing.
Ernährung: 1330 kcal., 233 g Eiweiß, 6 g Kohlenhydrate, 16 g Fett aus Proteinpulver, Lachsschinken und etwas Pflanzenöl.
Flüssigkeit: 2,5 Liter Tee
Gewicht: 83,5 Kilogramm

Tag 4: 60 Minuten Oberkörpertraining, Posing.
Ernährung: 942 kcal., 189 g Eiweiß, 9 g Kohlenhydrate, 14 g Fett aus Proteinpulver, Steak und etwas Pflanzenöl.
Flüssigkeit: 1,5 Liter Tee, 0,5 Liter Wasser
Gewicht: 82,5 Kilogramm

Tag 5: Keine Nahrungsaufnahme, kaum Flüssigkeit. Beim Wiegen um 19.00 Uhr: 80,5 Kilogramm. Da 30 Minuten Wiederholungsfrist gewährt wurden, konnte die Gewichtsgrenze nach einem qualvollen Lauf noch erreicht werden. Danach wurden bis zum Wettkampf 500 g Reis und 300 g Pute gegessen, sowie etwa drei Liter getrunken. Nach Aufnahme von etwas Kochsalz war die Muskulatur hart und voll.

schwer beeinflussbar sind. Zum Abschluss sind in Tabelle 22 die wichtigsten Prinzipien der unmittelbaren Vorbereitungsperiode nochmals übersichtlich dargestellt. In Tabelle 23 finden sich Jay Cutlers wichtigste Maßnahmen für die letzte Woche vor einem Ereignis als Beispiel. Außerdem sollen als zweites Exempel die Angaben eines auf Wunsch anonymen Wettkampfathleten (siehe Tab. 24) dienen. Sie zeigen, dass in der Realität eben doch nicht immer alles so perfekt läuft, wie es auf dem Papier steht. Allerdings kann man auch dann noch etwas unternehmen.

4.6.5 Fazit

Die Wettkampfvorbereitung im Bodybuilding untergliedert sich in eine Körperfettreduktionsphase und eine unmittelbare Wettkampfvorbereitung. Die meisten im letzten Abschnitt beschriebenen Strategien beruhen allein auf dem Erfahrungsschatz von Athleten und sind wissenschaftlich unzureichend oder noch überhaupt nicht auf ihre Sicherheit und Effektivität hin geprüft.

Im Wesentlichen handelt es sich um Taktiken zur Manipulation des Flüssigkeitshaushaltes und um diverse Kohlenhydrataufladetechniken. Jeder Athlet handhabt die Situation vor einem Wettkampf individuell, es gibt hier keine Erfolgsstrategien mit Rezeptcharakter. Zum Teil können diese Vorgehensweisen der Gesundheit bei häufiger Wiederholung mit hoher Wahrscheinlichkeit abträglich sein. Einer Anwendung von potenten Pharmaka sind diese Ernährungsstrategien wahrscheinlich in ihrer Effizienz unterlegen.

4.7 Ein Ausflug in die Psychologie des Essens

Eigentlich hätte das Wort „Ernährung" in diesem Buch nicht ein einziges Mal erwähnt werden sollen; ich hätte lieber nur vom „Essen" gesprochen. Warum? Pudel und Westenhöfer haben in einer geschickt angelegten Untersuchung zeigen können, dass wir mit dem Begriff „Essen" Dinge wie guten Geschmack, Gemütlichkeit und satt werden verbinden [37]. Dagegen denken wir bei „Ernährung" an fettarme Speisen, Vitaminreichtum und daran, nicht dick zu werden. Der Ernährungspsychologe Professor Dr. Pudel sagt zu diesen Ergebnissen Folgendes: „Darin ist ein Grund zu sehen, dass Informationen über ‚gesunde Ernährung' zwar verstanden und aufgenommen, aber dem emotionalen Erlebnis des ‚genussvollen Essens' nicht zugeordnet werden." [38]! Etwas verständlicher: In unserem Kopf findet eine Trennung zwischen „sich Ernähren" und „Essen" statt. In die eine Kategorie stecken wir alles hinein, was mit Gesundheit zu tun hat, in die andere unsere Lebensfreude und den Spaß an gutem Essen.

Wer also die bis jetzt im vorliegenden Buch dargelegten Informationen zwar verstanden hat, ist demnach noch weit davon entfernt, sie wirklich in das eigene Essverhalten einzubringen. Auch in den Köpfen von Sportlern kommen also bestimmte Mechanismen zum Tragen, die es ihnen manchmal schwer machen, sich an die selbst auferlegten, strengen Vorgaben tatsächlich zu halten.

Damit eine Umstellung der Lebensgewohnheiten auch dauerhaft beibehalten wird, sollte jede Handlungsweise eine möglichst positive Folge haben [38]. An einem Beispiel erklärt bedeutet das: Schränkt ein Athlet seine Fettzufuhr in der Hoffnung auf einen geringeren Körperfettanteil ein, sollte nach möglichst kurzer Zeit eine verbesserte Muskelzeichnung, bzw. ein geringerer Taillenumfang sichtbar werden, da sonst die Motivation schnell verloren geht und er wieder mehr Fett essen wird. Erfolg stabilisiert das neue Verhalten, Misserfolg destabilisiert es.

Ein großes Problem dabei ist der Faktor Zeit: Hat ein Sportler einen Körperfettanteil von 16 %, wird es recht lange dauern, bis er die Einschnitte seiner Bauchmuskulatur deutlich sehen kann. Der Genuss, den er durch einen vor ihm liegenden Hamburger erfährt, wird dagegen sofort eintreten.

Aufgrund dieser zeitlichen Diskrepanz gewinnen leider nur allzu oft die Hamburger.

Vielleicht kommt jetzt der Einwand, dass man sich durch intensive Vorstellung seiner bald granithharten Bauchmuskeln doch motiviert halten und auf den Hamburger verzichten kann. Schließlich kämen Wettkampfathleten nie in Form, wenn sie diese mentale Stärke nicht besitzen würden! Das klappt natürlich schon, aber meist nur vorübergehend.

Selbst an der inneren Festigkeit sehr disziplinierter Sportler rütteln in diesem Fall zwei Dinge: Etwas, das man sinnlich erlebt (Geschmack des Hamburgers) wirkt auf den Geist viel stärker, als eine bloße Vorstellung (die Phantasie knallharter Bauchmuskeln). Psychologisch ausgedrückt: Folgen einer Handlung, die emotional erlebt werden, wirken viel stärker als Denkinhalte, die man sich nur vorstellt [38]. Reißt man sich wirklich zusammen, ist der Wunsch nach dem Hamburger zwar vorübergehend zurückgedrängt, aber nicht verschwunden!

Mit der Zeit findet dann eine Art Aufstauung solcher unterdrückten Wünsche statt, womit wir beim Problem der sogenannten rigiden Kontrolle angekommen wären: Menschen, die sich bestimmte Nahrungsmittel ausnahmslos versagen, weil sie beispielsweise glauben, besonders durch diese Lebensmittel dick zu werden, betreiben eine starre, also rigide Esskontrolle [39]. Diese ist instabil, also störbar: Ein Sportler hat sich seit zwölf Wochen erfolgreich jeden Hamburger versagt, plötzlich bringt seine Lebensgefährtin aber einige aus dem Fast Food-Restaurant an der Ecke mit nach Hause. Sie bietet ihm an, abzubeißen, „einmal beißen kann nicht schaden," denkt er sich und da ist es geschehen! Er hat Hamburger gegessen, obwohl er sich fest vorgenommen hatte, gerade das nicht mehr zu tun. „Jetzt ist es auch egal!", so seine Reaktion. Die ganzen nicht gegessenen Hamburger finden nun ihren Weg ins Bewusstsein, er wird nicht nur einen essen, sondern drei, vier, fünf, oder mehr. Eine Art Reboundeffekt. Wer kennt das nicht. Wurde über lange Zeit eine Diät strikt durchgehalten und alles vermieden, was dem Aussehen hätte schaden können, wird das irgendwann ausgeglichen. Je einseitiger und länger die Prozedur davor, desto schlimmer oft der Ausgleichseffekt.

Einer solchen Situation kann man erfolgreich vorbeugen, indem man sein Essverhalten flexibel kontrolliert: Hält man eine noch so strenge Diät, sollte trotzdem ein kleiner Raum für die eigenen Gelüste geschaffen werden. Ein gutes Beispiel ist Dorian Yates, der in seiner aktiven Zeit die Wettkampfdiät einmal pro Woche unterbrach, um Nahrungsmittel zu essen, nach denen es ihn verlangte: Steak und Eis. Er erlaubte sich also einmal pro Woche auch die Dinge, die sonst nicht gestattet waren und verhinderte gleichzeitig eine „Überkompensation" seiner Psyche. Gleichzeitig brachte er seinen Erfolg nicht in Gefahr, denn er war an den übrigen sechs Tagen so diszipliniert, dass alle überflüssigen Kalorien wieder ausgeglichen wurden.

Der ehemalige Mr. Olympia wandte das Konzept der flexiblen Kontrolle also erfolgreich für sich an. Ob man nun an einem Tag, oder in einer Mahlzeit über die Stränge schlägt, oder jeden Tag in kleinen Portionen, ist eine Frage der persönliche Vorliebe. Lediglich ausgeglichen werden müssen die Kalorien oder das Fett wieder, sonst funktioniert die Sache nicht. Es heißt ja auch flexible Kontrolle! Diese Kontrolle erreicht man durch die Beobachtung des eigenen Essverhaltens (Ernährungstagebuch führen), durch seine Bewertung (Inhaltsstoffe oder Fettanteil der täglichen Lebensmittel berechnen) und Kontrolle (erkannte Überschüsse durch Training und Diät ausgleichen, [40]).

Zum Ausgleichen gibt man sich am besten immer die Zeit von einer oder zwei Wochen vor, denn dieser Zeitraum ist überschaubar und gut vorstellbar. Im Rahmen einer Reduktionsdiät muss die Kalorienbilanz über die gewählte Zeitvorgabe trotz kleiner Sünden also im Minus liegen, sonst nimmt man nicht ab.

Wer der Meinung ist, das sei nur eine Ausrede für undisziplinierte Sportler, sei darauf hingewiesen, dass allzu starre Essensregeln bei dafür empfindlichen Personen zu dauerhaften Essstörungen führen können. Nicht umsonst wurde in neuerer Zeit der Begriff „Anorexia athletica" geprägt. Dabei handelt es sich um die gesteuerte Verringerung des eigenen Gewichts und Körperfettanteils an eine krankhafte Untergrenze, um die sportliche Leistung zu erhöhen. Dies ist zwar noch keine Krankheit, aber es besteht bei entsprechender Veranlagung und Vorprägung die Gefahr, dass sich daraus eine ernstzunehmende Magersucht entwickelt. Davon sind zwar in erster Linie Frauen betroffen, doch Männer füllen die Statistik zunehmend auf.

Auch Gesunde erfahren zeitweise schwere Störungen ihres Essverhaltens, wenn sie mit sehr wenig Kalorien und Fett über längere Zeit auskommen müssen. Die Beweisführung hierfür erfolgte bei der Darstellung des „Minnesota-Projekts" [4]. Beim nicht zu Essstörungen neigenden Menschen spielen sich aber mit der Zeit – abhängig von der Dauer der vorherigen Mangelphase – wieder normale Verhältnisse ein.

Muskelaufbau, Fettabbau, exzessives Ausdauertraining, gutes Aussehen und Wettbewerbe sind sicherlich für viele Sportler anstrebenswerte Ziele. Dabei sollte aber nicht vergessen werden, dass auch genussvolles und abwechslungsreiches Essen Leib und Seele zusammenhält! Die goldene Mitte gilt es zu finden.

4.7.1 Fazit

Der Leser gestatte noch eine kurze Einschränkung zum Ende des Ernährungsabschnittes: Es ist noch niemand Mr. Olympia, Ironman, oder Olympiasieger geworden, nur weil er sich richtig ernährt hat. Es sei hier nochmals an die Grundlagen des Erfolgs erinnert (siehe Abb. 1): Auf das optimale Zusammenspiel von Training, Regeneration, Basiskost und gegebenenfalls Supplements kommt es an! Ganz zu schweigen davon, dass im Leistungssport ohne pharmakologische Krücken heute oft sowieso wenig zu holen ist. Zum richtigen Zeitpunkt das Richtige zu essen, ist aber eine wichtige Voraussetzung für das Erreichen optimaler Leistungen. Eine beeindruckende Wettkampfform ist zumindest im Bodybuilding ohne gezielte Ernährung nicht möglich.

*

1. Reaven, G.M. et al. Hypothesis: muscle insulin resistance is the (not-so) thrifty genotype. Diabetologia 41: 482-484 (2000)

2. Grodstein, F. et al. Three-year follow-up of participants in a commercial weight loss program. Arch. Intern. Med. 156: 1302-1306 (1996)

3. Kramer, F.M. et al. Long-term follow-up of behavioral treatment for obesity patterns of weight regain among men and women. Int. J. Obes. 13: 123-136 (1989)

4. Worm, N. Diätlos glücklich. Hallwag-Verlag (1998)

5. Dulloo, A.G. et al. Post-starvation hyperphagia and body fat overshooting in humans: a role for feedback signals from lean and fat tissues. Am. J. Clin. Nutr. 65: 717-723 (1997)

6. Klaus, S. et al. Hunger entsteht im Gehirn – die Neurobiologie des Essverhaltens. Ernährung im Fokus 07: 176-180 (2001)

7. Palou, A. Obesity: molecular bases of a multifactorial problem. Eur. J. Nutr. 39: 127-144 (2000)

8. Thomas, A. Hormone im Ausdauersport. ASS Verlag (2000)

9. Heur, L. Anabolika. Sportverlag Leipzig (2001)

10. Grunding, P. und M. Bachmann. Anabole Steroide 1994. Sport Verlag Ingenhohl (1996)

11. Grundig, P. and M. Bachmann. Anabolic Review 1996. Sport Verlag Ingenhohl (1999)

12. Korte, S. und M. Rauscher. Wachstumshormone. ISP-Verlag (2000)

13. Poehlmann, E.T. et al. Aerobic fitness and resting energy expenditure in young adult males. Metabolism 38: 85-90 (1989)

14. Poehlmann, E.T. et al. Resting metabolic rate and postprandial thermogenesis in highly trained and untrained males. Am. J. Clin. Nutr. 47: 793-798 (1988)

15. Byrne, H.K. et al. The effects of a 20-week exercise training program on resting metabolic rate in previously sedentary, moderatly obese women. Int. J. Sport Nutr. Exerc. Metab. 11 (1): 15-31 (2001)

16. Dolezal, B.A. et al. Concurrent resistance and endurance training influences basal metabolic rate in nondieting individuals. Am. Phys. Soc. 85: 695-700 (1998)

17. Van der Ploeg, G.E. et al. Body composition changes in female bodybuilders during preparation for competition. Eur. J. Clin. Nutr. 55: 268-277 (2001)

18. Donelly, J.E. et al. Effects of a very-low calorie diet and physical-training regiments on body composition and resting metabolic rate in obese females. Am. J. Clin. Nutr. 54: 56-61 (1991)

19. Fogelholm, M. Nutrition and strength training. In: Häkkinen, K. Conference book: International conference on weightlifting and strength training. November 10-12, Lathi, Finnland (1998)

20. Osterberg, K.L. et al. Effect of acute resistance exercise on postexercise oxygen consumption and resting metabolic rate in young women. IJSN 10: 71-81 (2000)

21. Hargreaves, M. et al. Amino acids and endurance exercise. IJSN 11: 133-145 (2001)

22. Burke, E.R. Muscle Recovery. Chapter 2: The energy currency of muscles. In: Optimal Muscle Recovery. Avery Publishing Group, New York (1999)

23. Wirth, A. Adipositas. Springer-Verlag (2000)

24. Biasiotto, J. et al. Steroide. Novagenics-Verlag (1997)

25. Wirth, A. et al. Vergleich einer Mischkost mit einer Formeldiät von 700 kcal/d. Inn. Med. 15: 77-82 (1988)

26. Astrup, A. et al. The role of dietary fat in body fatness: evidence from a preliminary meta-analysis of ad libitum low-fat dietary intervention studies. Brit. J. Nutr. 83: 25-32 (2000)

27. Schek, A. Ernährungslehre kompakt. ZU-Verlag (1998)

28. Kasper, H. Ernährungsmedizin und Diätetik. Urban & Fischer-Verlag (2000)

29. Adam, O. et al. Metabolische Grundlagen einer neuen Reduktionsdiät. In: Proc. Germ. Nutr. Soc., Vol. 3 (2001)

30. Aceto, C. Diät nach Maß. FLEX 9: 83-85 (2001)

31. Balon, T.W. et al. Effects of carbohydrate loading and weight-lifting on muscle girth. Int. J. Sport Nutr. 2 (4): 328-334 (1992)

32. Hoffmann, J. Hormon Report. Novagenics-Verlag (1999)

33. Weider, J. Bodybuilding. Heyne Verlag (1991)

34. Sibernagl, S. et al. Taschenatlas der Physiologie. Thieme-Verlag (2001)

35. Montner, P. et al. Glycerol, hyperhydration and endurance exercise. Med. Sci. Sp. Ex.: 24: 157 (1992)

36. Lyons, T. et al. Effects of glycerol-induced hyperhydration prior to exercise in the heat on sweating and core temperature. Med. Sci. Sp. Ex. 22: 477-483 (1990)

37. Westenhöfer, J. et al. Einstellungen der deutschen Bevölkerung zum Essen. EU 37: 311-316 (1990)

38. Pudel, V.: Ernährungspsychologie. In: Ollenschläger, G. und Schauder, P.: Ernährungsmedizin. Urban & Fischer-Verlag (1999)

39. Pudel, V. und Westenhöfer, J. Ernährungspsychologie. Hogrefe-Verlag (1998)

40. Ellrott, T und V. Pudel. Adipositastherapie. Georg Thieme-Verlag (1997)

41. Lopez, P. et al. Increased thermogenic response to food and fat oxidation in female athletes: relationship with VO(2max). Am. J. Physiol. Endocrinol. Metab. 279 (3): 601-607 (2000)

42. Byrne, H.K. et al. The relationship of mode and intensity of training on resting metabolic rate in women. Int. J. Sport Nutr. Exerc. Metab. 11 (1): 1-14 (2001)

43. Poehlmann, E.T. et al. Effects of endurance and resistance training on total energy expenditure in young women: a controlled randomized trial. J. Endocrinol. Metab. 87 (3): 1004-1009 (2002)

44. Poehlmann, E.T. et al. Resistance training and energy balance. Int. J. Sport Nutr. 8 (2): 43-59 (1998)

45. Ballor, D.L. et al. Resting metabolic rate and coronary-heart-disease risk factors in aerobically and resistance-trained women. Am. J. Clin. Nutr. 56 (6): 968-974 (1992)

46. Ryan, A.S. et al. Resistive training increases fat-free mass and maintains RMR despite weight loss in postmenopausal women. J. Appl. Physiol. 79 (3): 818-823 (1995)

47. Grund, A. et. al. Association between different attributes of physical activity and fat mass in untrained, endurance- and resistance-trained men. Eur. J. Appl. Physiol. 84: 310-320 (2001)

48. Bryner, R.W. et al. Effects of resistance vs. aerobic training combined with an 800 calorie liquid diet on lean body mass and resting metabolic rate. J. Am. Coll. Nutr. 18 (2): 115-121 (1999)

49. Thompson, D.L. et al. Substrate use during and following moderate and low-intensity exercise: implications for weight control. Eur. J. Occup. Physiol. 78 (1) : 43-49 (1998)

50. Egan, D. et al. Energy substrate metabolism during dual work rate exercise: effects of order. J. Sport Sci. 17 (11): 889-894 (1999), Abstract

51. Almuzaini, K.S. et al. Effects of split exercise sessions on excess postexercise oxygen consumption and resting metabolic rate. Can. J. Appl. Physiol. 23 (5): 133 143 (1998)

52. McCarty, M.F. Optimizing exercise for fat loss. Med. Hypotheses 44 (5): 325-330 (1995)

53. Horton, T.J. et al. Prolonged fasting significantly changes nutrient oxidation and glucose tolerance after a normal mixed meal. J. Appl. Physiol. 90 (1): 155-163 (2001)

54. Bellisle, F. et al. Meal frequency and energy balance. Br. J. Nutr. 77 (1) Suppl.: 57-70 (1997)

KAPITEL 5

FORTSCHRITTSKONTROLLE

5.1 Trainings- und Ernährungstagebuch

Vielleicht ist einigen noch der Anfang des Buches gegenwärtig, dahin kehren wir jetzt nämlich zurück: Die zu Beginn aufgezeigten, wichtigsten Einflussfaktoren der Leistung wurden bis hierher ausführlich betrachtet und hoffentlich Veränderungsmöglichkeiten vermittelt. Nun reicht es keineswegs aus, lediglich verschiedene Faktoren zu verändern, sondern es müssen auch die Folgen dieser Maßnahmen überwacht werden. Beispielsweise würde kein wirtschaftlich arbeitender Betrieb 'mal eben so seine Verkaufspreise erhöhen, ohne die Folgen zu überwachen. Ein so geführtes Unternehmen würde wahrscheinlich bald Konkurs anmelden müssen.

Auf das Sportstudio übertragen, ist es leider nur selten zu beobachten, dass engagierte Sportler sich schriftliche Notizen zu ihrem Training machen, geschweige denn ihre Energieaufnahme oder andere Faktoren festhalten. Das ist sehr schade, denn auf diese Weise hat man keinerlei „Feedback", ob die Strategie, die man gerade ausprobiert, Früchte trägt. Oder umgekehrt, es lief eine Zeit lang sehr gut und dann werden plötzlich keine Fortschritte mehr verzeichnet, woran liegt das? Viele Trainierende arbeiten sozusagen

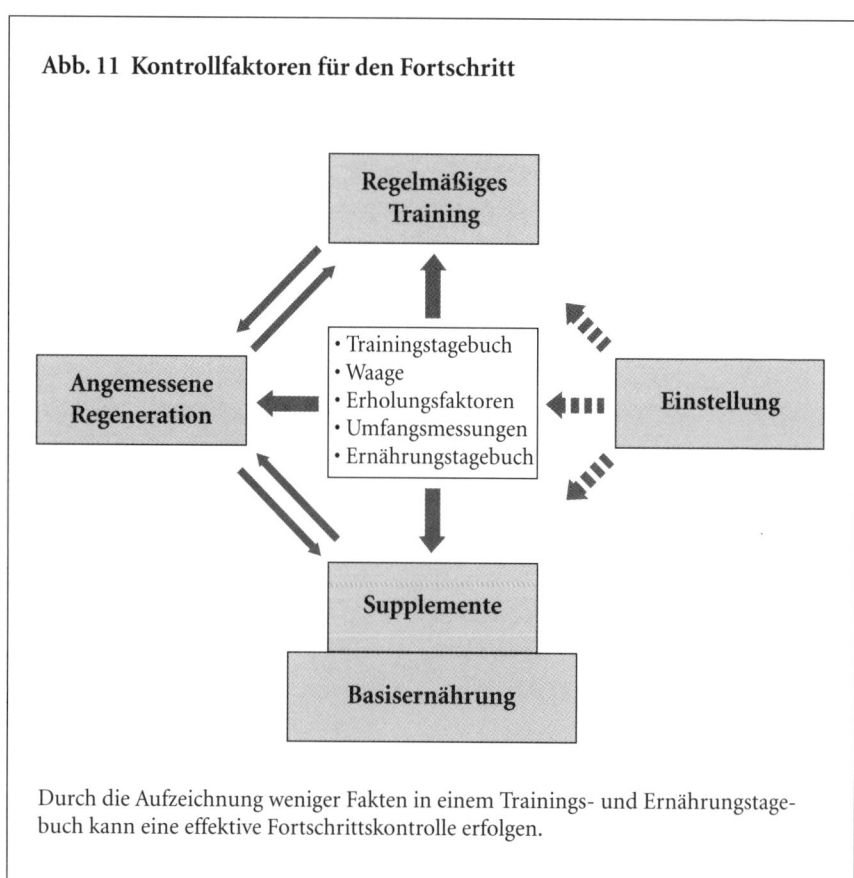

Abb. 11 Kontrollfaktoren für den Fortschritt

Regelmäßiges Training

Angemessene Regeneration

Einstellung

- Trainingstagebuch
- Waage
- Erholungsfaktoren
- Umfangsmessungen
- Ernährungstagebuch

Supplemente

Basisernährung

Durch die Aufzeichnung weniger Fakten in einem Trainings- und Ernährungstage-buch kann eine effektive Fortschrittskontrolle erfolgen.

langfristig in Richtung Konkurs, um bei unserem Beispiel zu bleiben. Ande-rerseits sind Informationen darüber, wie man schneller Kraft und Muskel-masse aufbauen, oder effektiver Fett verlieren kann, sehr begehrt. Wie wir inzwischen wissen, sind aber oft sehr individuelle Veränderungen nötig, wes-halb man sich am besten zunächst die momentane Trainings-, Ernährungs- und Erholungssituation ansieht und dann von dieser Grundlage aus vor-geht.

Viele Sportler sind der Meinung, dass es viel Zeit und Aufwand kostet, ein Trainings- und Ernährungstagebuch zu führen. Meist wird mit Argumen-ten wie „zu wenig Zeit für so etwas" oder „ich habe alles im Kopf" dieses wertvolle Instrument einfach ausgeschlossen. Erfahrungsgemäß sind die Angaben von Sportlern zu ihrem Training relativ konkret, beim Essen hingegen sieht die Sache leider anders aus. Dies ist übrigens ein gutes Beispiel dafür, wie der Faktor „Einstellung" zum Fortschritt beitragen kann. Letztlich nimmt es nämlich vielleicht zehn Minuten pro Tag in Anspruch, um sich einige grundlegende Notizen zu machen.

Ziel dieses letzten Abschnittes ist es deshalb, dem Leser einige effektive Strategien zu vermitteln, mit denen in kürzester Zeit ein Trainingstagebuch geführt werden kann. Als Schreibgrundlage eignet sich jedes Schulheft oder Notizbuch, das für wenig Geld im Handel erworben werden kann. Eine professionelle Variante wäre das Novagenics Trainings-Log, ein speziell für Bodybuilder entwickeltes Trainingstagebuch (erhältlich beim Novagenics Verlag, Arnsberg).

5.2 Training

Wie stark habe ich im letzten halben Jahr meine schwachen Beinbizeps verbessert? Wie viel mehr Wiederholungen oder Gewicht waren bei den Beincurls drin? Habe ich die Anzahl der Sätze gesteigert? War das Prioritätstraining effektiv? Alles Fragen, die man schnell durch Trainingsnotizen beantworten kann.

In Tabelle 25 ist ein Beispiel aufgeführt, wie eine Trainingseinheit mittels minimaler Notizen zwischen den Sätzen festgehalten werden kann: Dabei werden sowohl die Aufwärmmaßnahmen, als auch das Fettstoffwechseltraining notiert. Dies kann wichtig werden, wenn es um die Beurteilung von Übertraining oder ausbleibende Kraftsteigerungen geht. Man kann nämlich sein Training, auch wenn das Kernprogramm an sich nur kurz ist, mit zu umfangreichem Aufwärmen sabotieren. Hinsichtlich des Hanteltrainings wird nur die Übung aufgeschrieben, die Trainingsgewichte und die Wiederholungszahl werden dahinter eingetragen. Auf diese Weise wird wenig Platz bei maximaler Übersichtlichkeit aufgewendet.

Tab. 25 Beispieleintrag in das Trainingstagebuch

Montag, 12.02.2000
• Gewicht: 102,5 kg
• Taille: 82 cm
• Schlaf: 7 Std.
• Supplements: 5 g Creatin

Training
• 10 Min. Radergometer
• 10 Min. Stretching (Aufwärmen)

Bankdrücken
•   50 kg x 12
•   60 kg x 10
•   80 kg x 5
• 100 kg x 6
• 120 kg x 4
• 127 kg x 3
• 120 kg x 3
• 100 kg x 8

Klimmzüge
• KW x 12, 9, 6, 3, 3,

KH Überzüge
• 25 kg x 10
• 35 kg x 8
• 50 kg x 9, 9, 5, 4, 5

Fettstoffwechsel
• 20 Min. Radergometer

Ernährung
• 4400 kcal.
• 150 g EW
• 800 g KH
•   30 g Fett

Bin nach den reduzierten Kohlenhydraten gestern am Morgen deutlich schärfer, allerdings war das Entladen beim Training noch zu spüren. Hatte kaum einen Pump und war etwas kraftlos.

Die Faktoren Erholung, Training, Ernährung, Supplements und Körperzusammensetzung sind mit Hilfe minimaler Einträge festgehalten. Wichtig ist die Übersichtlichkeit, denn dadurch kann man alle Faktoren leicht mit anderen Tagen bzw. Trainingsphasen vergleichen.

5.3 Gewicht und Taille

Mit einem Maßband und einer Waage sind Körpergewicht und Taillenumfang innerhalb von Sekunden ermittelt. Dabei liefern diese Parameter wichtige Anhaltspunkte: Steigt nämlich das Körpergewicht an, während der Taillenumfang konstant bleibt, kann von einem Zuwachs an fettfreier Masse, sprich Muskeln ausgegangen werden. Sinkt dagegen in der Diät über längere Zeit das Gewicht bei gleichem Taillenumfang, müssen Veränderungen vorgenommen werden. Es kann ein unproportionaler Verlust von fettfreier Masse vermutet werden.

Der Zeitpunkt der Messungen sollte möglichst konstant bleiben. Es bietet sich an, sie nach der Morgentoilette vorzunehmen. Der Taillenumfang wird dabei am besten bei „halber Expirationstellung" gemessen, d.h. halb ausgeatmet. Kleinere Schwankungen sind meist Messfehler, während bei größeren und dauerhaften Veränderungen ein Effekt von Training und/oder Ernährung angenommen werden muss.

Wem diese beiden Werte zu wenig sind, hat die Möglichkeit noch weitere Maße, zum Beispiel den Oberarmunfang heranzuziehen. Auch Hautfaltenmessungen eignen sich partiell zur Bestimmung des Fettanteils im Körper. Sie haben aber den Nachteil, nur das Fett unter der Haut zu erfassen und nicht das in den Eingeweiden liegende, viszerale Körperfett. Für Abnehmwillige mit dem typischen Bierbauch sind solche Werte oft mit Vorsicht zu interpretieren. Außerdem sind die billig erhältlichen Fettmesszangen (Caliper) kaum geeicht, was die Werte stark verfälschen kann. Gute und zuverlässige Geräte, wie sie die Anthropologen verwenden, sind für den Freizeitathleten kaum bezahlbar.

Außerdem existieren Waagen und andere Geräte, die über die elektrische Leitfähigkeit des Körpers den Fettanteil berechnen. Die angezeigten Werte sind sicher nicht für wissenschaftliche Zwecke geeignet, aber mit etwas Hintergrundwissen und Erfahrung liefern sie hinreichende Informationen [1], die einem notwendige Anpassungen des Trainings- und Ernährungsplans erleichtern. Man sollte aber wissen, dass sich bei reichlicher Salz- und Flüssigkeitszufuhr, oder auch nach dem Training die Leitfähigkeit des Körpers verändert, was oft in niedrigeren und falsch berechneten Körperfettprozenten resultiert. Auch hier bietet sich die Messung direkt am Morgen an.

Das komplexer aufgebaute, sogenannte B.I.A.-Gerät, von dem sich die Waagen ableiten, wird auch für klinische und wissenschaftliche Fragestellungen eingesetzt. Es ist genauer und liefert darüber hinaus Werte für Muskelmasse, Körperwasser, usw. Da auch hier Messfehler auftreten können, müssen Messung und Auswertung immer von einem Fachmann durchgeführt werden. In eigenen Untersuchungen an Bodybuildern konnte aber gezeigt werden, dass das Gerät für diese Personengruppe durchaus zur Fortschrittskontrolle geeignet ist. Darüber hinaus existieren noch weitere, mehr oder weniger aufwendige und teure Verfahren, um die Körperzusammensetzung zu bestimmen. Die zu Beginn genannten, einfach durchzuführenden Körpergewichts- und Taillenmessungen geben aber, in Verbindung mit regelmäßigen Fotos und dem Spiegelbild, letztlich genügend Aufschluss über die Fortschritte beim Training und in der Diät.

5.4 Ernährung

Der Tabelle 25 kann entnommen werden, dass es zumeist ausreicht, die Zufuhr an Eiweiß, Kohlenhydraten, Fett, Kalorien und Supplements festzuhalten. Probiert man eine neue Ernährungsstrategie aus, weiß man in Verbindung mit den gerade genannten Methoden zur Bestimmung der Korperzusammensetzung ziemlich schnell, ob etwas funktioniert oder nicht.

Die kostengünstigste Variante besteht sicherlich darin, sich eine gute Kalorien- und Nährwerttabelle (z.B. [2]) zu besorgen und jeden Abend die entsprechenden Berechnungen vorzunehmen. Die Handhabung ist denkbar einfach, indem man die Mengen der über den Tag verzehrten Nahrungsmittel aufschreibt und die jeweiligen Werte mittels des Inhaltsverzeichnisses heraussucht und festhält. Anschließend werden sie mit Hilfe eines Taschenrechners aufaddiert. Nachteilig ist bei dieser Methode der relativ hohe Zeitaufwand.

Da heute die meisten Haushalte über einen Computer verfügen, kann dieses Verfahren mittels Anschaffung einer geeigneten Software (z.B. der „Ernährungsberater 2.0" von Hörzu-Software) deutlich beschleunigt werden. Diese Methode kann jedem ernährungsbewussten Bodybuilder nur ans Herz gelegt werden. Beim „Ernährungsberater 2.0" bestehen beispielsweise Eingabemöglichkeiten für Körpergewicht und Körperfettanteil und eine sehr umfangreiche Lebensmitteldatenbank steht zur Verfügung, die auch Bodybuilding-Supplements einbezieht. Außerdem können Lebensmitteldaten von eigenen Gerichten und Nahrungsmitteln eingetragen werden. Man gibt einfach die verzehrten Lebensmittelmengen ein und der Rechner erstellt die Bilanz. Das Programm enthält ebenfalls eine Liste mit zahlreichen gängigen Sportarten (auch Bodybuilding), der Kalorienverbrauch wird automatisch mit der Energieaufnahme und dem Körpergewicht abgeglichen und auf die Woche umgerechnet. Die Bedienung ist äußerst benutzerfreundlich und nach einigen Wochen nimmt die Bestimmung der täglichen Bilanz kaum mehr fünf Minuten in Anspruch. Sehr hilfreich ist eine Suchfunktion, womit das Auffinden entsprechender Lebensmittel stark erleichtert wird.

Von allein erledigt sich die Eingabe natürlich trotzdem nicht, aber das ist eben eine Frage der Disziplin. Außerdem kann das Programm, je nach Bedarf, auch nur in bestimmten Phasen, z.B. in der Diät eingesetzt werden. Für Wettkampfbodybuilder ergibt sich der Vorteil, die Flüssigkeits- und Natriumaufnahme auf einfache Weise überwachen zu können. Mit Vorsicht zu interpretieren sind allerdings die Angaben dieser Software über die Zufuhr bestimmter Vitamine und Mineralstoffe. Hier kommt es regelmäßig zu Über- und Unterschätzungen. Für die allgemeine Ernährungsüberwachung, zum Ent- und Aufladen mit Kohlenhydraten, sowie zur Manipulation des Flüssigkeits- und Natriumhaushaltes reicht die Datengrundlage jedoch bei weitem aus. Neben der genannten Software existieren zahlreiche vergleichbare Programme, die für relativ wenig Geld überall erworben werden können.

Als weitere Alternative bewirbt die Deutsche Gesellschaft für Ernährung neuerdings den sogenannten „Mealus Ernährungsorganizer". Er stellt letztlich nichts anderes als ein Ernährungstagebuch im Taschenrechnerformat dar. Nach Angaben der D.G.E kann jeder Interessierte mit diesem Minicomputer immer und überall seine Mahlzeiten planen. Über 4500 Lebensmittel mit den Werten für Kalorien, Fett, Kohlenhydrate, etc. sind in der kleinen Datenbank enthalten und können mit Bezugswerten verglichen werden. Die Auswertungen von bis zu 29 Tagen sind speicherfähig. Ein Vorteil aus gesundheitlicher Sicht ist die Beurteilung der Obst- und Gemüsezufuhr. Auch preislich ist das Gerät interessant.

Wer mit einer sehr fettarmen und kohlenhydratreichen Kostform gut fährt, für den bietet sich allerdings eine noch einfachere Möglichkeit an, da es für diese Athletengruppe ausreicht, allein die Fettzufuhr zu kontrollieren. Die Firma Hoffmann La Roche hat für Übergewichtige ein Konzept entwickelt, bei dem ebenfalls nur die Höhe der Fettzufuhr überwacht wird. Herzstück dieses Konzeptes ist das Fettkonto, ein hosentaschengroßes Büchlein. Es stellt eine Art Lebensmitteltabelle mit den Fettgehalten sehr vieler gängiger Lebensmittel dar, in die gleichzeitig ein Ernährungstagebuch für die tägliche Fettbilanz integriert ist. Der Athlet kann jederzeit und überall die Fettmengen seiner Mahlzeiten eintragen und hat auf einfachste und zeitsparendste Weise einen Überblick über die Qualität seiner Mahlzeiten – zumindest was den Fettgehalt angeht.

Für welche Methode man sich auch immer entscheiden mag, die meisten Sportler werden davon profitieren, ihr Essverhalten in Vorbereitung auf einen Wettkampf, zum Masseaufbau oder natürlich im Rahmen einer Körperfettreduktion wenigstens zeitweise zu überwachen. Ein wichtiger Faktor darf dabei nicht vergessen werden: Strebt man eine Umstellung seiner Eßgewohnheiten an, so fängt das immer mit dem richtigen Einkauf an! Eine neue Ernährungsstrategie wird anfangs zumeist zu Hause ausprobiert und dazu müssen die entsprechenden Lebensmittel vorrätig sein. Unterwegs oder bei der Arbeit steckt man meistens noch zu sehr in seinen alten Gewohnheiten und man muss erst üben, die neuen Regeln auch dort umzusetzen. Deswegen ist es günstig, vorher eine Einkaufsliste mit den benötigten Lebensmitteln zu erstellen und diese dann in entsprechenden Mengen zu besorgen.

Auch sollte man daran denken, für unterwegs immer eine Kleinigkeit vorrätig zu haben, zum Beispiel einen fettarmen Müsliriegel, einige Nüsse oder etwas Obst. Sich Lebensmittel daheim zuzubereiten und diese dann mitzuführen ist ebenfalls eine gute, wenn auch zeitaufwendige Möglichkeit.

5.5 Erholung

Hinsichtlich der Erholung müssen nicht allzu viele Faktoren in einem Trainings- und Ernährungstagebuch festgehalten werden. Mit einem Blick auf die Anzahl der freien Tage, Trainingshäufigkeit, Volumen, Intensität und die Nährstoffbilanz kann Regenerationsproblemen recht schnell auf den

Grund gegangen werden. Mit den in Tabelle 25 gezeigten Trainingsnotizen ist das ohne weiteres möglich. Es ist aber vielleicht noch ganz nützlich, die Anzahl der pro Nacht geschlafenen Stunden aufzuschreiben. Selbstverständlich sollten auch längere Trainingspausen verzeichnet werden.

Ob der Athlet sonstige Faktoren wie Alkohol, Medikamente, Krankheit oder andere Punkte festhalten will, bleibt jedem selbst überlassen. Auch eine kurze tägliche Bemerkung über Befinden, Spiegelbild und Wirkung bestimmter Strategien kann manchmal nützlich sein. Mit Hilfe der gezeigten Beispiele dürfte es jedenfalls kein Problem sein, eigene Methoden für die Führung eines effektiven Trainings- und Ernährungstagebuches zu entwickeln, was pro Tag nur wenige Minuten in Anspruch nimmt.

* * *

1. Gibson, A. L. et al. Predictive accuracy of Omronâ body logic analyzer in estimating relative body fat of adults. IJSN 10: 216-227 (2000)

2. Elmadfa, I. et al. Die große GU Nährwert Kalorien Tabelle. GU-Verlag (2000)

Ihre Meinung ist sehr wichtig! Bitte helfen Sie uns, den Kundenservice weiter zu verbessern:

Kreuzen Sie einfach an, welche Noten auf der Skala von 1 (sehr gut) bis 6 (ungenügend) wir Ihrer Meinung nach verdient haben. Danke.

Welches Novagenics-Buch haben Sie gelesen?

Buch A ....

Buch B ....

Buch C ....

Wie hat es Ihnen gefallen?	Wie war die sprachliche Qualität?	War es sein Geld wert?
Buch A ① ② ③ ④ ⑤ ⑥	Buch A ① ② ③ ④ ⑤ ⑥	Buch A ① ② ③ ④ ⑤ ⑥
Buch B ① ② ③ ④ ⑤ ⑥	Buch B ① ② ③ ④ ⑤ ⑥	Buch B ① ② ③ ④ ⑤ ⑥
Buch C ① ② ③ ④ ⑤ ⑥	Buch C ① ② ③ ④ ⑤ ⑥	Buch C ① ② ③ ④ ⑤ ⑥

Wie bewerten Sie die anderen Leistungen von Novagenics?

Ehrlichkeit (Stimmen unsere Aussagen in Anzeigen und Katalog?)	Erfüllt unsere Kundenbetreuung Ihre Erwartungen? (z.B. Freundlichkeit am Telefon)	Reaktionszeit (wurde Ihre Bestellung schnell zugesandt?)
① ② ③ ④ ⑤ ⑥	① ② ③ ④ ⑤ ⑥	① ② ③ ④ ⑤ ⑥

Kulanz / Garantie (haben wir Ihre Beschwerden / Reklamationen richtig behandelt? Oder glauben Sie, daß wir Sie im Falle einer Reklamation voll zufriedenstellen würden?)	Waren die Versandkosten tragbar für Sie?	Wie bewerten Sie Novagenics im Vergleich zu anderen Sportverlagen?
① ② ③ ④ ⑤ ⑥	① ② ③ ④ ⑤ ⑥	① ② ③ ④ ⑤ ⑥

Was können wir verbessern? ....

Was machen andere besser? ....

Hier bitte Ihre Adresse eintragen

Vorname

Nachname

Straße

Straße

Land

PLZ

Ort

Ort

Telefon-Nr. für eventuelle Rückfragen

email-Adresse

email-Adresse